Dr. Anne Heinz

Brush Hour

Dr. Anne Heinz

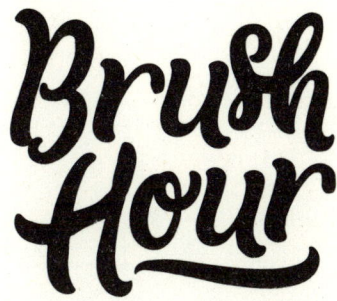

**Warum Gesundheit
im Mund beginnt**

Mit 51 Abbildungen

PIPER

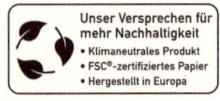
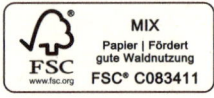

ISBN 978-3-492-06318-0
© Piper Verlag GmbH, München 2023
Redaktion und Lektorat: Margret Trebbe-Plath
Illustrationen: David Aguirre Hoffmann
Satz und Gestaltung: Denise Sterr, Dornbirn
Gesetzt aus der Source Serif Pro und der Mark OT
Litho: Lorenz & Zeller, Inning am Ammersee
Druck und Bindung: CPI books GmbH
Printed in the EU

Inhalt

Vorwort

Mein Name ist Dr. Anne Heinz, ich bin Musikerin und Zahnärztin. Immer wieder werde ich gefragt, wie das zueinanderpasst. So, als wäre diese Verbindung ganz abwegig. Dabei gibt es einen sehr offensichtlichen Zusammenhang zwischen meinen beiden Leidenschaften: den Mund. Eigentlich bin ich Mundexpertin.

Würde man mich nach dem Sinn meines Lebens fragen, würde ich sagen, dass ich die Menschen zum Lachen bringen möchte.

Durch die Behandlung von kranken Zähnen können wir Zahnärzt:innen und Zahnarzthelfer:innen Menschen ihr Lächeln zurückschenken – oder sie so lange mit Zahnputztipps und gesunder Ernährung nerven, dass die Zähne gar nicht erst krank werden. Gesundheit beginnt im Mund. Und damit meine ich nicht nur die Gesundheit der Zähne, sondern die des ganzen Körpers. Ob wir uns unser Nervensystem anschauen, das Immunsystem, die Verdauung oder auch unser Skelett – viele der Stellschrauben, an denen wir drehen können, um etwas an der Gesamtsituation zu verbessern, hängen mit dem Mund zusammen. Und ich nehme den Mund nicht zu voll, wenn ich sage, dass auch unsere mentale Gesundheit maßgeblich vom Mund beeinflusst wird.

Mein Opa sagte immer: »Wissen schadet demjenigen, der es nicht hat.«

Für unsere Gesundheit sind wir selbst verantwortlich, und je mehr wir wissen, desto leichter werden wir Entscheidungen treffen, die uns guttun. Dabei möchte ich helfen und dir das nötige Wissen liefern. In diesem Buch habe ich viele Erfahrungen versammelt, die ich mit meinen Patient:innen im Praxisalltag gemacht habe. Das Fazit dabei ist immer: weg von krank machenden Schönheitstrends und hin zu einem gesunden, strahlenden Lächeln, das von innen kommt. Ich möchte dich auf eine fantastische

Reise in unseren Mund entführen und dir zeigen, warum meine Oma recht hatte, als sie meinte: »Lachen ist die beste Medizin.«

Man sagt mir eine große Klappe nach, die man auch »Berliner Schnauze« nennen könnte, wenn ich nicht in einem klitzekleinen Dorf vor den Toren der Hauptstadt leben würde. Fragt man meine Eltern, bin ich seit meiner Kindheit eine Klugscheißerin. Dabei fing alles mit einer traumatischen Erfahrung an: Bei meinem allerersten Zahnarztbesuch wollte ich den Mund nicht öffnen. Ich fragte mich, wie die Leute, die hier arbeiteten, es bei dem Gestank aushielten und warum jemand überhaupt hier freiwillig sein wollte. Ich wollte den Mund nicht aufmachen und mit irgendwelchen komischen Werkzeugen darin rumfuhrwerken lassen. Dafür bekam ich von dem grimmig dreinschauenden Weißkittel, der sich Zahnarzt nannte, eine Backpfeife. Das habe ich nie vergessen.

Heute schätzen wir Empowerment, wollen als starke und aufgeklärte Patient:innen wahrgenommen werden, lesen Achtsamkeitsbücher und machen Yoga. Ich gehe davon aus, dass es heute kein Arzt und keine Ärztin mehr wagen würde, seine oder ihre Patient:innen zu ohrfeigen. Gleichzeitig ist die Skepsis vor der Medizin und die Angst vor Ärzt:innen im Allgemeinen so groß wie vielleicht noch nie. Wir Ärzt:innen haben das Vertrauen vieler Patient:innen verloren.

Dafür gibt es eine ganze Reihe von Gründen. Nehmen wir zum Beispiel das Studium der Zahnmedizin: Es ist unlogisch. Keine einzige Vorlesung beschäftigt sich mit der Angst vor dem Zahnarzt, dem Führen von Mitarbeiter:innen oder den Auseinandersetzungen mit Krankenkassen, obwohl das unser tägliches Business ist. Vielmehr lernt man tonnenweise Bücher und Altklausuren auswendig, streitet sich mit Studienkolleg:innen um Patient:innen und versucht, möglichst nicht aufzufallen.

Schließlich gibt es einen ganzen Katalog an Behandlungen, die man im Zahni-Studium absolviert haben muss. Vergleichbar ist das mit einer To-do-Liste, auf der zum Beispiel drei Kronen, vier Wurzelkanalbehandlungen und fünf Frontzahnfüllungen stehen. Ob man die Punkte für die erbrachte Behandlung dann auch wirklich bekommt, hängt nicht selten von den Launen der Dozent:innen ab.

Doch das ist noch nicht alles. Wenn gerade kein:e Patient:in eine Wurzelkanalbehandlung braucht, hat man als Studierende:r einfach Pech gehabt. Im schlimmsten Fall muss man das Semester sogar wiederholen. Neben diesem Druck, den Leistungskatalog vollzubekommen, sind Schikanen der Vorgesetzten an fast allen deutschen Unis absolut gang und gäbe.

Leider führt genau dieses veraltete Ausbildungssystem dazu, dass viele angehende Zahnärzt:innen zu einsamen Wölfen mit einer Ellbogenmentalität erzogen werden. Dabei ist Zusammenarbeit doch so wichtig, gerade in der Medizin. Viele meiner Kommiliton:innen und heutigen Kolleg:innen blicken deshalb sehr ungern auf ihre Studienzeit zurück.

Zu Themen wie gesunder Ernährung oder welche Spurenelemente wo wie wirken habe ich im Studium nichts gelernt, vielleicht habe ich aber auch nach einer feuchtfröhlichen Zahni-Party die entsprechende Vorlesung verschlafen. Naturheilkunde oder alternative Verfahren wurden direkt als Humbug abgetan – daran erinnere ich mich sicher. Wenn man bedenkt, dass nur die Crème de la Crème des Schulsystems überhaupt zum Studium zugelassen wird, haben wir einen weiteren Grund für den harten Konkurrenzkampf unter den meisten Zahnis. Man erinnere sich einfach an Hans Peter mit dem 1er-Schnitt, der niemanden abschreiben lassen wollte, und multipliziere das mit 50. Und eine:r unserer Professor:innen hieß uns Studierende wie folgt willkommen: »Schauen Sie einmal nach rechts und einmal nach links – nur eine:r von dreien wird das Staatsexamen erleben, und nur fünf Prozent der hier Anwesenden werden es bestehen.«

Mehr als einmal wollte ich alles hinschmeißen und hinterfragte den Sinn meines Studiums. Fünfeinhalb Jahre später hielt ich ziemlich abgestumpft mein Examen in der Hand und fühlte mich wie ein Gott in Weiß. Nach meiner ersten Assistenzarztstelle mit sage und schreibe 2 000 Euro Bruttogehalt fühlte ich mich wie Schrott in Weiß. 40 bis 60 Patient:innen täglich im Fließbandverfahren abzufertigen, sodass ich mir weder einen Namen merken konnte noch Zeit hatte, mich mit auch nur einem oder einer von ihnen zu unterhalten. Typischerweise hieß es:»WKB auf 2« – was so viel bedeutet wie: Wurzelkanalbehandlung auf Zimmer 2. Alles andere war zwar nicht egal, aber es fehlte einfach die Zeit, um sich damit zu beschäftigen. Ich erwischte mich oft dabei, dass ich den Patient:innen nicht mal mehr richtig Hallo sagte, sondern mir direkt den Bohrer griff, nachdem ich das Zimmer betreten hatte. Mein Chef folgte Tag für Tag genau diesem Ablauf, und das seit mehr als 20 Jahren. Schon im Bewerbungsgespräch hatte er mir eröffnet, dass sein Geschäftspartner sich im Jahr zuvor das Leben nehmen wollte. Nach drei Monaten mit diesem Pensum verstand ich warum.

Zeitmangel, Kostendruck, die Reformbedürftigkeit der Ausbildung – all diese Probleme sind nicht neu. Aber der daraus resultierende Vertrauensverlust bei den Patient:innen ist mittlerweile so groß geworden, dass er nicht nur in Skepsis, sondern in Ablehnung uns Ärzt:innen gegenüber umgeschlagen ist. Immer mehr Patient:innen befragen lieber »Dr. Google«, als zum Arzt oder zur Ärztin zu gehen. Doch im World Wide Web wird aus einer Mücke schnell ein Elefant, den man mit bestenfalls unwirksamen Heilmittelchen in Eigenregie zu kurieren versucht, oder eine ernst zu nehmende Erkrankung soll sich wie durch Zauberhand durch das Trinken von Pooldesinfektionsmittel plötzlich in Luft auflösen. Bitte nicht.

Die Angst vor dem Zahnarzt ist – leider – ein Klassiker.

Wir Zahnärzt:innen sind keine gruseligen Monster, die nur darauf aus sind, dir Schmerzen zuzufügen. Im Gegenteil, wir haben uns dem Wohl der Patient:innen verschrieben, und das meine ich wörtlich. Schon bei der Vereidigung legen wir das Gelöbnis des

Hippokrates ab – das ist sozusagen unser heiliger Eid. Ich möchte helfen, dass Medizin und wissenschaftliche Studien nicht als langweiliges Fachchinesisch wahrgenommen werden, und dazu beitragen, dass du dich wieder auf den Zahnarztbesuch freust, so wie auf den wöchentlichen Trash-TV-Marathon oder das Feierabendbierchen. Deshalb habe ich meine Praxis *Dentiland* gegründet, bin auf TikTok aktiv und schreibe dieses Buch.

Wir Zahnärzt:innen werden von den ärztlichen Kolleg:innen oft belächelt und nicht als richtige Mediziner:innen wahrgenommen. In vielen Fällen muss man ihnen leider recht geben, denn um Löcher in Zähne zu bohren benötigt man kein Studium. Wieso sollte sich also ausgerechnet eine Zahnärztin wie ich aufmachen, dem Misstrauen gegen die Medizin den Kampf anzusagen? Na, wegen der großen Klappe natürlich, und das meine ich nur zum Teil als Scherz.

Der Mund ist etwas ziemlich Cooles, denn an ihm hängt ein ganzer Mensch. Aus diesem Grund empfehlen viele Ärzt:innen gerade Patient:innen mit chronischen Krankheiten häufig den Besuch beim Zahnarzt. Dieser kann dann in aller Ruhe auf Ursachenforschung im Mund gehen. Allerneueste Studien gehen sogar davon aus, dass Krankheiten wie ADHS oder auch Alzheimer eine Verbindung mit dem Mund haben – demzufolge könnten Zahnfleischentzündungen die Krankheit verschlimmern. Das bedeutet aber auch, dass man solchen Krankheiten in manchen Fällen vom Mund aus zumindest vorbeugen und sie irgendwann vielleicht sogar von dort aus heilen kann.

Der Mund ist unser Tor zur Welt und für die Welt das Tor zu uns. Durch ihn wandert das meiste in uns hinein, was wir zum Leben und Wachsen brauchen. Hier nimmt die Verdauung ihren Anfang, hier wird gefühlt, geschmeckt und entschieden, was in unseren Körper hineindarf – und was eben auch nicht. Das ist aber nur die eine Seite, denn es kommt auch einiges aus dem Mund heraus. Unsere Stimme zum Beispiel. Der Mund ist damit wesentliches Ausdrucksmittel unserer Identität, ob wir nun singen, Märchen erzählen oder uns mit dem Partner oder der Partnerin streiten.

Im Grunde hängt also alles, was uns im Leben glücklich macht, mit den Zähnen und dem Mund zusammen: lachen, singen, küssen, leckere Speisen und Getränke schmecken, mit anderen sprechen, und als Baby ist er für uns der Ort, an dem wir uns die Welt erschließen. Der Mund macht unser Leben reich, und zugleich verrät er auch etwas über unsere Persönlichkeit. Nicht umsonst sind wir so stolz auf unseren Geschmack, dass wir ihn sogar auf unseren Kleidungsstil und die Wohnungseinrichtung übertragen. Wir lassen uns nicht über den Mund fahren, und wenn wir ein Problem nicht bewältigen können, beißen wir uns daran die Zähne aus. Bei manchen ist der Mund sogar so wichtig, dass er als Sinnbild für den ganzen Menschen verwendet wird. »Wir haben Mäuler zu stopfen.«

Auch unsere Zähne sind viel erstaunlicher, als die meisten denken. Wir verbinden sie in der Regel mit einem schlechten Gewissen: Wenn jemand uns etwas nicht glaubt, dann fühlt er oder sie uns auf den Zahn. Und meistens haben wir die Zähne nicht gut genug geputzt. In Familien ist Zähneputzen fast immer ein Drama, es ist lästig für Eltern und Kinder. Und wenn wir es eilig haben, ist uns sogar das Kauen zu viel, was dann auch wieder zu einem schlechten Gewissen führt. Es gibt sehr viele Menschen, die Angst vorm Zahnarzt haben. In der Beliebtheitsskala der Ärzt:innen stehen wir Zahnis ganz unten. Und ich kann das aufgrund meiner eigenen Erfahrungen gut verstehen. Denn auch unter uns Weißkitteln gibt es leider – wie überall – ein paar schwarze Schafe. Doch der Großteil meiner Kolleg:innen gibt sich jeden Tag die allergrößte Mühe – oft sogar auf Kosten der eigenen Gesundheit –, anderen Menschen ein Lächeln zu schenken. Zeit also, etwas an der Situation zu verändern.

Ich werde dich in diesem Buch nicht nur in die faszinierende Mundhöhle entführen und zeigen, was es dort alles zu entdecken gibt. Mein Ziel ist vor allem, das Staunen über unseren wunderbaren Körper mit dir zu teilen. Jenes Staunen, das uns Ärzt:innen vielleicht irgendwann dazu gebracht hat, Medizin zu studieren, und das irgendwo zwischen Hörsaal 1 und Behandlungszimmer 5 verloren gegangen ist, zurückzuholen. Und ich werde mich den Fragen, Ängsten und Zweifeln von Patient:innen widmen, die sich vertrauensvoll über Social Media an mich wenden und mir Zuspruch geben.

Im Mediziner:innenalltag mit wenig Zeit für die einzelnen Patient:innen liegt der Fokus oft auf einer spezifischen Krankheit mit ihren Symptomen, nicht auf der Gesundheit. Die meisten Krankheiten treten jedoch nicht plötzlich und ohne Voranmeldung auf, sondern sind auf einen ungesunden Lebensstil zurückzuführen. Ein gesunder Mund ist etwas Fantastisches. Er sorgt für unser Wohlbefinden, unsere Gesundheit und ein gutes Körpergefühl. Er ist für den Körper so wichtig wie die WG-Küche für eine gute Party. Da gehen die Gäste als Erstes hin, da riecht es gut, und da stimmt die Verpflegung. Ich lade dich also ein in unsere WG-Küche. Die Party kann beginnen.

GROSSE KLAPPE – VIEL DAHINTER

Unser Mund ist ein perfekt durchdachtes Wunderwerk und hat sich über Abermillionen von Jahren nicht nur zu einem der wichtigsten optischen Merkmale des Gesichts entwickelt, sondern ist unter anderem auch dafür verantwortlich, dass wir heute auf zwei Beinen laufen. Noch mehr als die Mondlandung von Neil Armstrong war dies anfangs nur ein kleiner Schritt für einen Menschen, aber ein riesiger Sprung für die Menschheit.

Die Geschichte der menschlichen Evolution! Eine Geschichte von Anstrengung, Adaption und ... Anpassung des Gebisses. Wer hätte das gedacht? Ohne die Anpassung des Mundes müssten wir vielleicht noch heute auf allen vieren durch den Urwald kriechen. Aber nein, wir haben uns entschieden aufzustehen, um uns zu entwickeln, und unser Gebiss hat mitgemacht.

Nachdem unsere Vorfahr:innen begonnen hatten, aufrecht zu gehen, konnten sie marathonähnliche Distanzen zurücklegen und hatten noch dazu die Hände frei, um allerhand mit ihnen anzufangen: Früchte von Bäumen pflücken, in mundgerechte Happen zerkleinern und schließlich sogar Waffen und Werkzeuge basteln. Je mehr die Hände erledigen konnten, desto erfolgreicher wurde der oder die Besitzende.

Unsere dadurch immer größer werdenden Gehirne wurden zur kostspieligen Angelegenheit, wenn es um den Energieumsatz geht. Der bisherige Speiseplan aus Aas und Pflanzen reichte nicht mehr aus für das Hirnschmalz. Mit Jagdwerkzeugen und der Erfindung des Feuers erkämpfte sich die menschliche Spezies schließlich die Poleposition der Nahrungskette, und von nun an stand Säbelzahntiger auf dem Speiseplan. Dank einer Laune der Evolution lernte sie zudem sprechen und eroberte damit die ganze Welt.

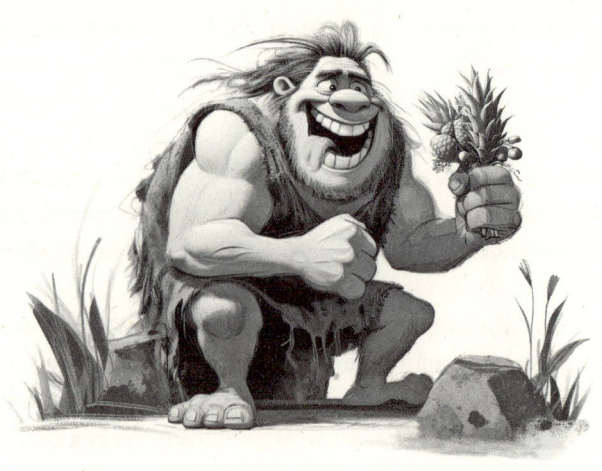

Jahrtausende später können wir unserem Gebiss nur danken. Wenn wir heute in einen saftigen Burger beißen oder genüsslich auf einem Kaugummi herumkauen, dann geht das nur, weil sich unser Gebiss in jenen Urzeiten ziemlich angestrengt hat, um die veränderten Bedürfnisse seiner Besitzenden zu befriedigen. Zuerst mussten die Eckzähne dran glauben – wer braucht schon spitze Riesenhauer, wenn man alles mit den Händen zerkleinern kann?

Die Evolution war nicht zu stoppen und formte unser Gebiss weiter. Sie brachte den Mund in eine aufrechte Position, um die Zähne besser aufeinander auszurichten und damit das Kauen zu erleichtern. Kein Wunder, dass wir heute den Begriff Aufrichtigkeit vor allem mit dem Mund verbinden!

Aber damit nicht genug! Unsere Vorfahr:innen erhöhten auch die Größe und Anzahl ihrer Zähne, um diesen neuen Herausforderungen gewachsen zu sein. Die kleinen Zähne, die zum Zerkleinern von weicher Nahrung ausgereicht hatten, mussten Platz machen für größere und stärkere Zähne, die auch den härtesten Brocken klein bekamen. Freddie Mercury ist ein Paradebeispiel dafür.

Und last, but not least: Die Form des Kiefers wurde angepasst, um mehr Platz für Zähne und Muskeln zu schaffen. Denn wer härtere Nahrung kauen will, braucht auch mehr Muckis. Der Mund der Höhlenmenschen vor Millionen von Jahren hatte noch eine flache Form, die dabei half, Nahrung vom Boden aufzunehmen. Doch da er nun großzügig von den Händen bedient wurde mit allem, was das Herz begehrte, führte auch das zum heutigen Seitenprofil.

Als unsere Vorfahr:innen beschlossen, auf zwei Beinen zu stehen, wussten sie vielleicht nicht, dass sie damit auch den Grundstein für Mozarts *Zauberflöte* legten. Den Preis für die filigraneren Hände und die bessere Sicht zahlen wir jedoch noch heute mit Rückenschmerzen und steifen Hälsen. Schließlich ist die Belastung für beide durch die Aufrichtung um ein Vielfaches gestiegen. Gott sei Dank haben wir ja immer noch die Musik, um uns davon abzulenken.

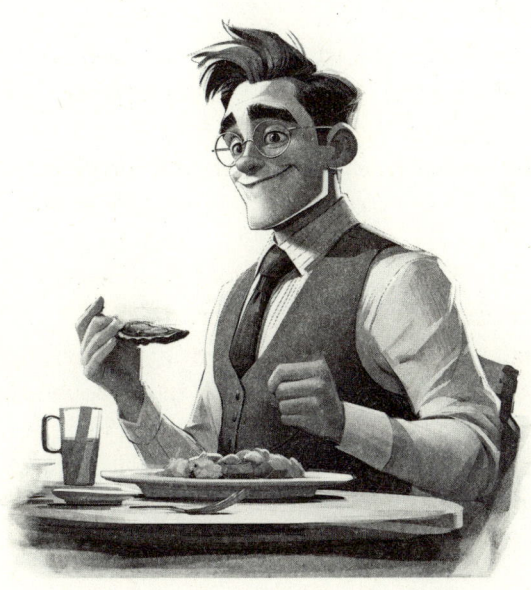

Zurück zum Mund: Was genau ist er eigentlich? Wo fängt er an, und wo hört er auf? Was gehört so alles dazu? Und wie hängt alles im und um den Mund herum zusammen? Verschaffen wir uns erst einmal einen Überblick.

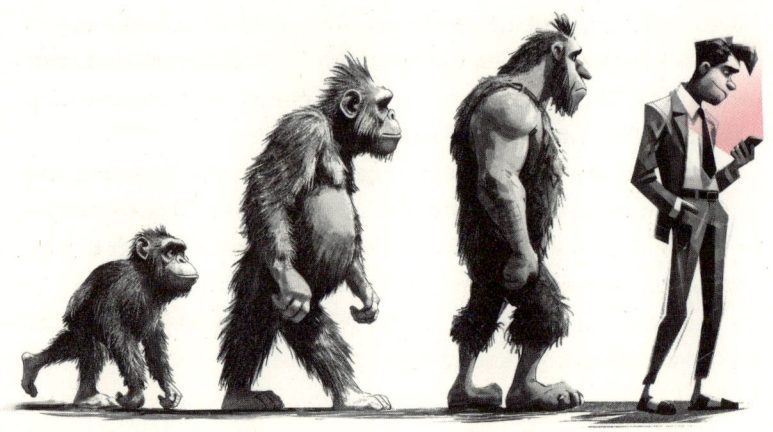

Der Mund – was alles dazugehört

Das Erste, das wir von unserem Mund sehen, wenn wir in den Spiegel schauen, sind unsere Lippen. Das wohl am meisten unterschätzte Körperteil neben dem großem Zeh. Aber mal im Ernst, wer würde nicht gerne mit einem sexy Schmollmund oder einem markanten Schnurrbart aufwachen?

Dabei sind die Lippen so viel mehr als nur ein Blickfang. Sie sind die Eintrittspforte für all die köstlichen Leckereien, die wir jeden Tag in uns hineinschaufeln. Ohne Lippen müssten wir uns jedes Essen durch die Nase ziehen – und das will ja keine:r.

Aber was verbirgt sich dahinter? Die spektakulärste Show, die du je gesehen hast. Versprochen.

Standardmäßig finden wir in unserem Mund circa 30 Zähne, eine Zunge, eine ganze Menge roter Innenwandfarbe und grob eine Milliarde Bakterien. Als rechte Hand unseres Magens und Darms wird hier die Entscheidung über den Weg aller Besucher:innen getroffen: die gute Landluft darf Richtung Lunge, Döner und Ayran dagegen lieber zum Magen, Störenfriede bleiben draußen.

Vergleicht man unsere Mundhöhle mit einem Konzert, sind unsere Zähne die Main Acts. Ob sie gerade stehen oder schief wie eine Banane sind, ob sie weiß oder gelb, klein oder groß sind – jedes Bandmitglied hat seine eigene Funktion und seinen ganz eigenen Style. Aber die Zähne wären ohne ihre Bühne nicht komplett: der Gaumen als Decke, die Wangeninnenseiten als Mauern und der Mundboden als Boden. Am hinteren Ende findet sich der Backstagebereich – die Schlundenge zum Rachen. Hier entscheidet die Zunge kritischer als jede:r Türsteher:in eines Berliner Szeneclubs, wer oder was hinein- und hinausdarf.

Zusammen mit einer Menge Hilfsarbeiter:innen – Milliarden von Bakterien – steht die Show in unserem Mund Coachella in nichts nach. Aber Vorsicht! Wenn die Harmonie gestört wird, kann hieraus schnell ein grottiges Schulkonzert mit der uncoolen Lehrer-Heavy-Metal-Band werden, die sich jedes Jahr erfolglos an Metallica-Songs versucht und dafür Buhrufe erntet. Im Gegensatz zu einem miesen Konzert können wir aber hier nicht einfach früher gehen oder unser Geld zurückverlangen. Wir müssen sitzen bleiben, und das kann nicht nur Kopfschmerzen verursachen.

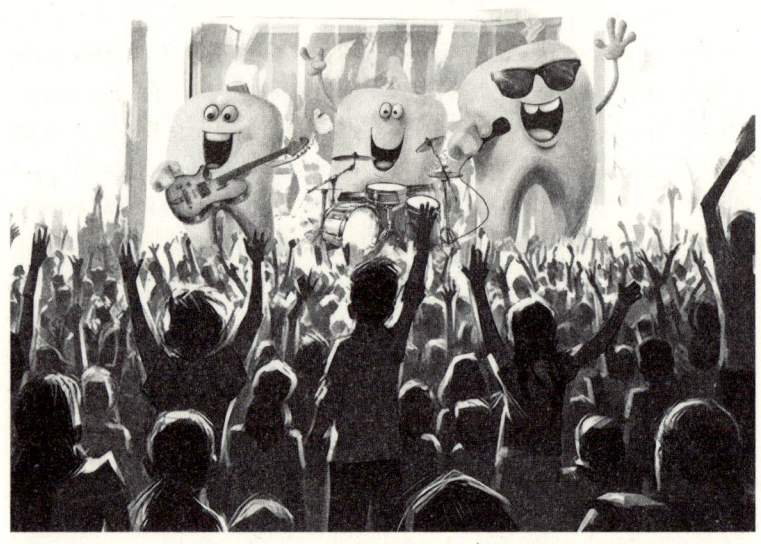

Bei meinem ersten Kuss hätte ich mir etwas weniger Spucke gewünscht, als Zahnärztin kann ich nicht genug davon kriegen. Sie macht alles schön flutschig wie eine Wasserrutsche im Freibad, damit unser Essen und Trinken mühelos durch den Tunnel unserer Speiseröhre rutschen kann, um dann im Magen weiterverarbeitet zu werden. Ganz nebenbei startet sie die chemische Verdauung. Unsere Nahrung wird aufgespalten und umgewandelt wie bei einem kompletten Umstyling. Merke: Ohne Spucke wären wir aufgeschmissen.

Bei all dem hilft mit vollem Einsatz unsere Zunge. Als Fitness-junkie kann man für ihre Leistung nur Bewunderung empfinden, denn sie bewältigt jeden Tag mehr als Arnold Schwarzenegger zu seinen Bestzeiten. Die Kaumuskeln dürfen ihr Training dagegen gern locker angehen lassen. Doch der Reihe nach.

Lippen – sind zum Küssen da

Wie sagte schon der berühmte Lippenstiftdesigner François Nars: »Lippen sind wie Gemälde – sie sollten immer eine Geschichte er-zählen.« Welche Geschichte erzählen deine Lippen? Eine romanti-sche Komödie? Ein Actionabenteuer? Oder vielleicht eine Horror-story à la »Die Rückkehr der Zombie-Lippen«? Was auch immer, vergiss nicht: Ein Lächeln ist das schönste Accessoire, das du tra-gen kannst.

Die beiden wurstähnlichen Gebilde um unseren Mund, allge-mein als Lippen bekannt, werden in Ober- und Unterlippe unter-teilt. Die zauberhafte herzförmige Einbuchtung der Oberlippe, die oft als Symbol für Liebe und Romantik gilt, nennen wir passender-weise Amorbogen. Richtung Nase schmiegt sich eine Vertiefung an, die mal mehr, mal weniger stark ausgeprägt ist und Philtrum heißt. Auch sie ist Teil des Gesamtkunstwerks.

Außen sind die Lippen mit einer dünnen Haut aus drei bis fünf feinen Zellschichten bedeckt, innen umgibt sie die Mundschleim-haut. Oft konzentrieren wir uns nur auf das äußere Lippenrot und vernachlässigen dabei die kleinen Schleimhautfalten auf der In-nenseite. Diese zarten Lippenbänder verbinden sowohl die Un-ter- als auch die Oberlippe mit dem Zahnfleisch und sind oft der Grund dafür, dass kleine Kinder sich nur widerwillig die Zähne putzen lassen. Ein ausgeprägtes Lippenband kann für Eltern zu ei-ner wahren Herausforderung werden, da das Schrubben der Ober-kieferzähne mit der Zahnbürste oft mit dem Bändchen kollidiert und so Schmerzen verursacht. Zum Glück kann dieses Problem durch die Umstellung auf eine andere Zahnputztechnik, wie beispielsweise die Rot-Weiß-Technik, schnell behoben werden. Wie sie funktioniert, erkläre ich später.

Auch für eine Zahnlücke kann ein besonders großes Lippenbändchen verantwortlich sein. Zieht es sich nämlich bis zum Gaumen, verhindert es, dass die beiden Frontzähne lückenlos miteinander kuscheln. Deshalb empfehlen wir Zahnärzt:innen, das Band spätestens im Alter von acht Jahren zu behandeln. Dabei trenne ich alle störenden Fasern bis zum Gaumen ab und nähe sie dort an, wo sie die beiden Frontzähne nicht davon abhalten, miteinander zu kuscheln. Es zu durchtrennen allein reicht nicht aus, da das Lippenband dann häufig einfach wieder zusammenwächst.

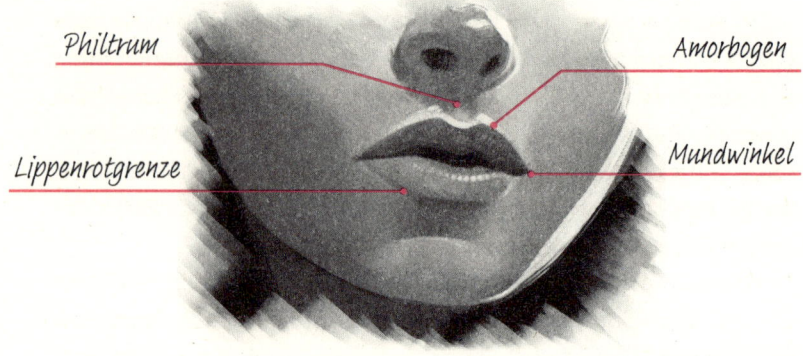

Für die enorme Beweglichkeit unserer Lippen sorgt ein ganzes Team von Muskeln, die sich die Aufgaben nur so zuspielen. Dabei könnten sie kaum unterschiedlicher sein. Ähnlich wie auf einer Baustelle gibt es jemanden fürs Grobe: den großen Ringmuskel mit dem toll klingenden Namen Musculus orbicularis oris. Passt zu einem Gladiator, ist aber nicht fürs Kämpfen, sondern unter anderem fürs Küssen zuständig.

Ein kurzer Ausflug in die Vergangenheit: Zu Beginn meines Studiums fand ich es urwitzig, als ein Studienkollege sagte, dass unser Professor den Musculus sphincter ani externus (den Schließmuskel des Anus) im Gesicht hat. Erst später habe ich verstanden, dass er rein anatomisch gesehen gar nicht so falschlag. Beide haben vergleichbare Funktionen – öffnen und schließen – und ähneln sich auch ziemlich in ihren Aufgaben, nur eben an zwei ganz unterschiedlichen Stellen unseres Körpers.

Zig weitere kleine Muskeln erledigen das Feintuning. Praktischerweise heißen die Muskeln fast immer wie der Job, den sie erledigen. So sorgt der Musculus depressor anguli oris, der »Muskelniederzieher«, für hängende Mundwinkel, wenn meine Lieblingschips alle sind. Sein Gegenüber, der Musculus levator anguli oris – *levator* ist Lateinisch für »der Heber« –, zieht die Mundwinkel wieder hoch, wenn ich doch noch eine Packung finde, die mein Mann versteckt hat. Das Team von insgesamt acht Muskeln neben den Mundwinkeln ist unter anderem auch für die typische Form unserer Lippen verantwortlich. Und je nachdem, wessen Spannung überwiegt, sind unsere Mundwinkel eben nach oben oder nach unten geneigt. Ein perfekt aufeinander abgestimmtes Zusammenspiel, hinter dem echter Teamgeist steht.

Wer hätte aber gedacht, dass die schönste Sache der Welt ein wahrer Kraftakt ist? Küssen ist mehr als nur eine einfache Lippenbewegung. Es ist ein Tanz der Muskeln in deinem Gesicht, der deine Lippen und deine Zunge bewegt. Aber wie funktioniert es eigentlich? Zuerst muss dein Orbicularis-oris-Muskel aktiviert werden, um deine Lippen zu formen und zu bewegen. Dann kommen die Buccinatormuskeln ins Spiel, die deine Wangen aufblähen und den Kuss noch romantischer machen. Aber das ist noch nicht alles – deine Zunge und der Rest deiner Gesichtsmuskeln spielen ebenfalls eine wichtige Rolle.

Beim Küssen schicken deine Gesichtsmuskeln elektrische Impulse durch deinen Körper, um eine Art von Lippen-Choreografie zu kreieren. Wenn alles gut läuft, entsteht ein perfekter Kuss – top durchchoreografiert wie Beyoncés Auftritt beim Superbowl. Vielleicht ist es also keine schlechte Idee, bevor du jemanden küsst, ein paar Dehnübungen zu machen, um deine Muskeln aufzuwärmen. Schließlich willst du nicht mit Muskelkrämpfen enden, während du versuchst, romantisch zu sein.

Aber unsere Lippen können noch mehr. Mit gespitztem Kussmund ertasten wir beispielsweise vorsichtig die Temperatur unseres Getränks und entscheiden binnen Zehntelsekunden, ob sich die Luke öffnet. Ist der Drink im Mund angelangt, verschließt der große Ringmuskel den Eingang luftdicht. Damit verhindern wir, dass unser Getränk, gemixt mit Spucke, nach draußen gelangt – oder eine Spinne hinein.

Dazu ein kurzer Ausflug: Ein Mythos besagt, dass jeder Mensch im Leben ungefähr acht Spinnen im Schlaf verschluckt. Na dann, guten Appetit! Ich kann dich allerdings beruhigen – wir sind nicht alle unfreiwillig Teilnehmer:innen des nächsten *Dschungelcamps*. Spinnen gehen uns lieber aus dem Weg. Biolog:innen meinen, wir Menschen seien für Spinnen eher so was wie ein Fels, also komplett uninteressant und auch einfach ungeeignet, um ein feines Netz zu weben und eine Fliege zur Strecke zu bringen. Der amerikanische Spinnenspezialist Rod Crawford vom Burke Museum of Natural History and Culture in Seattle meint, dass Spinnen uns als Gefahr wahrnehmen – Spinnen haben also sogar Angst vor uns! Wenn wir nachts ruhig daliegen, einen Herzschlag haben, atmen und womöglich schnarchen, erzeugt dies eine Vibration, die Spinnen warnt. Netze woanders zu bauen klingt für sie dann einfach besser, als in Mundhöhlen zu klettern.

Kommt es nun doch einmal dazu, dass etwas an uns hinaufkrabbelt bis zum Mund, sind unsere Lippen wahre Tastgenies. Sie schließen sich innerhalb von einem Bruchteil an Sekunden, wenn sich etwas reinschmuggeln möchte. Der gleiche Nerv, der unsere Oberkieferzähne zu echten Sensibelchen macht – der Nervus infraorbitalis –, ist auch für das feine Empfinden der Oberlippe zuständig. Genauso ist es mit den Unterkieferzähnen und der Unterlippe. Hier ist der Nervus alveolaris inferior am Werk, wie sein Oberlippengegenspieler ein sensorischer Nerv. Durch Millionen von Nervenenden in unseren Lippen reagieren wir empfindlichst auf Berührungen, Wärme und Kälte. Ein Grund dafür, warum küssen sich schöner anfühlt als Hände schütteln.

Wenn es um Gefühle geht, spielen unsere Lippen auf jeden Fall in der ersten Liga. Bei uns sind sie *das* Symbol für Sinnlichkeit und aus jeder Lovestory einfach nicht wegzudenken. Zur Legende gebracht hat es *Casablanca* schließlich erst durch den legendärsten Filmkuss aller Zeiten von Rick und Ilsa, der Humphrey Bogart und Ingrid Bergman einfach unsterblich machte. »Play it again, Sam …«

Mit unseren Lippen bringen wir unsere Emotionen im wahrsten Sinne des Wortes zum Ausdruck. Das passgenaue Zusammenspiel der Lippenmuskulatur sorgt dafür, dass wir unserem Partner oder der Partnerin gepflegt die Meinung geigen können – oder romantisch unsere Liebe erklären. Sprechen ist unser wichtigstes Ausdrucksmittel und ohne den engagierten Einsatz unserer Lippen schlichtweg unvorstellbar. Die meisten Worte könnten wir ohne unsere Lippen erst gar nicht artikulieren. Versuch doch einmal, »Mama« zu sagen, ohne dass sich deine Lippen berühren. Das klingt fast immer so, als müsstest du dringend aufs Klo. Runden sich unsere Lippen wie beim Formen von Vokalen, wirken sie wie ein riesiger Lautsprecher, der den Raum beschallt.

Neben der Gebärdensprache, bei der wir auch unsere Mimik und Gestik zu Hilfe nehmen, ist das Lippenlesen eine unserer wenigen Verständigungsformen, die ohne gesprochene Worte auskommen. Auch daran erkennt man die Wichtigkeit der Lippen für unsere Sprache. Babys gucken nach ein paar Monaten uns Erwachsenen deshalb auch vor allem auf den Mund, um herauszufinden, wie Worte gebildet werden, damit sie sie nachahmen und sich irgendwann ausdrücken können. Sie hängen Mama und Papa förmlich an den Lippen. Fehlen noch Pfeifen oder Singen, und auch ein Blasinstrument zu spielen funktioniert nicht ohne die Kunstfertigkeit unserer Lippen.

Und warum sind Lippen eigentlich rot? Ihre Farbe kommt daher, dass durch die hauchdünnen Zellschichten unserer Lippenhaut, die ihre Außenhülle bilden, das Blut hindurchschimmert. Die Färbezellen der Haut fehlen bei hellhäutigen Menschen, weshalb die Blutgefäße bei ihnen stärker durchscheinen. People of Colour sind auch an den Lippen mit Färbezellen ausgestattet und haben daher einen kräftigeren Ton. So variiert die Lippenfarbe bei uns allen – von Blassrosa bis Tiefschwarz.

Sind die Lippen blau, handelt es sich entweder um einen abgefahrenen Lippenstift oder im schlimmsten Fall um ein lebensbedrohliches Warnsignal für zu wenig Sauerstoff im Blut, was zum Beispiel bei einem Herzfehler oder einer chronischen Erkrankung der Lunge auftreten kann. Bestimmte Stoffe in Pestiziden und Kosmetika wie Propylgallat können ebenfalls Auslöser für eine Zyanose sein, wie die blaue Verfärbung der Haut durch Sauerstoffmangel in der Fachsprache heißt. Der Körper muss bei Sauerstoffmangel gut haushalten. Da die äußeren Körperteile – wie Finger, Füße, Ohren, Nase und auch die Lippen – nicht lebensnotwendig sind, werden sie in diesem Fall weniger durchblutet und scheinen blau.

Im Winter können blaue Lippen aber eine völlig normale Reaktion auf eine leichte Unterkühlung sein und sind kein seltener Anblick. Hier benötigt man keinen Rettungswagen, sondern eine Tasse warmen Tee. Schlückchenweise getrunken. Denn so empfindlich wie beim Küssen, so sensibel reagieren unsere Lippen auch auf Temperatur – ebenso wie auf Schmerzen und irgendwelche Irritationen.

Kennst du das Gefühl, wenn du am Morgen aufwachst und deine Lippe ganz komisch juckt und kribbelt? Die Haut spannt, und ganz langsam bildet sich ein kleines, schmerzhaftes Bläschen? Mit ziemlicher Sicherheit hast du dann Bekanntschaft mit dem Herpes-simplex-Virus gemacht. Aber keine Panik – in den allermeisten Fällen ist er absolut unbedenklich. Eine Ausnahme bilden hier nur die Jüngsten unserer Gesellschaft. Ein unbehandelter Herpes kann bei Babys in den ersten Lebensmonaten lebensbedrohlich sein und sollte sofort Anlass geben, Onkel Doc zu besuchen, damit die richtige Behandlung gestartet werden kann.

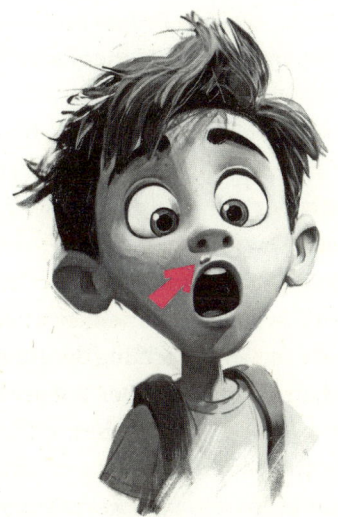

Einmal jährlich versuche ich, auf einem Ayurveda-Retreat meinen Körper zu entgiften. Anders als in der westlichen Kultur sehen Yogis die Lippen vor allem als Spiegelbild unseres Geistes. Deshalb sind sie für sie ein wichtiges Hilfsmittel, um Krankheiten zu erkennen. Braune Flecken sind in der ayurvedischen Lehre zum Beispiel ein Anzeichen für chronische Verdauungsstörungen und Würmer. Sommersprossen können wir nicht nur auf den Wangen, sondern auch manchmal auf den Lippen finden. Diese Flecken entstehen durch eine übermäßige Produktion von Melanin, dem Pigment, das der Haut die Farbe verleiht. In vielen Fällen entstehen braune Flecken auf den Lippen aber durch zu lange und ausgiebige Sonnenbäder. Allergien können ebenfalls eine Ursache sein. Auch ich werde immer hellhörig, wenn ich bei meinen Patient:innen Verfärbungen der Lippen entdecke.

———————

Wie bei Yeliz. Bei ihrem allerersten Zahnarztbesuch stellten wir an ihren Lippen die besagten braunen Flecken fest. Ihre Mutter erzählte uns, dass Yeliz schon lange unter starken Bauchschmerzen litt, die ihr schlaflose Nächte bescherten. Der Kinderarzt vermutete eine Laktoseintoleranz, hatte aber die braunen Flecken auf der Lippe nicht gesehen. Als ich mit meinem Verdacht auf das sogenannte Peutz-Jeghers-Syndrom empfahl, noch einmal einen Termin beim Kinderarzt zu machen, war die Lösung gefunden. Yeliz litt tatsächlich an dieser seltenen vererbbaren Magen-Darm-Erkrankung, bei der im Dünndarm schmerzende Polypen entstehen und Blutarmut droht. Dann kann es schon mal zu einer brenzligen Situation kommen.

Die Untersuchung der Lippen gehört in den zahnärztlichen Bereich, sodass hier dem Kollegen kein Vorwurf gemacht werden darf, der dann auch sofort die Behandlung einleitete. Aber ich fühlte mich trotzdem für einen kurzen Moment wie eine Mischung aus Dr. House und Dr. Quinn – Ärztin aus Leidenschaft löst mysteriöses medizinisches Rätsel. Im nächsten Moment bedauerte ich dann allerdings zutiefst, recht gehabt zu haben, in dem Wissen, was der sechsjährigen Yeliz nun bevorstand. Zu gern hätte ich unrecht gehabt. ———————

Weiße oder braune Flecken sowie Geschwülste vor allem an der Unterlippe sollten nie auf die leichte Schulter genommen werden. Nicht selten erkennen Zahnärzt:innen bei der Routineuntersuchung Lippenkrebs im Frühstadium, welcher dann im besten Fall erfolgreich behandelt werden kann.

Gänzlich undramatisch sind kleine Einrisse der Haut, wie sie wahrscheinlich die meisten von uns schon hatten. Gerade im Winter sind unsere Lippen oft besonders spröde und rissig. Fehlt unserem Körper Vitamin B2, B12, Eisen oder Zink, kann das auch dazu führen, dass wir uns beim Knutschen wie Schleifpapier anfühlen. Trockene Lippen können also viele Ursachen haben, ein natürliches Peeling einmal die Woche ist eine Erste-Hilfe-Maßnahme, die manchmal schon ausreicht, um unsere Lippen wieder glatt und geschmeidig zu machen – und ihnen oft zugleich auch etwas Volumen zu verleihen.

Annes Lips-to-kiss-Peeling

8 Tropfen Pfefferminzöl
½ EL Zucker
1 EL Honig

Alle Zutaten vermengen, auf die Lippen auftragen und nach einer Weile mit einem Wattepad abtupfen.

Bleibt das Schleifpapiererlebnis bestehen, bitte die Ernährung kritisch dahingehend hinterfragen, ob mit ihr wirklich alle wichtigen Nährstoffe abgedeckt werden. Das ist im Übrigen auch ganz ohne spröde Lippen eine smarte Idee. Zum Thema Ernährung komme ich noch ausführlicher.

Auch gängige Lippenpflegestifte können spröde und rissige Lippen wieder glatt und geschmeidig machen. Doch zum einen reicht es manchmal einfach nicht, die Lippenhaut mehr zu pflegen, zum anderen tummeln sich hier viele nicht ganz lupenreine Kandidaten in den Regalen der Drogeriemärkte. Die bekanntesten Produkte fallen fast alle durch den Ökotest, und bei manchen wurden sogar krebserregende Stoffe nachgewiesen. Deshalb mein Rat:

Finger weg von Labello und Co., und auch für die tägliche Lippenpflege alternativ gern auf Biohonig zurückgreifen, den man über Nacht einwirken lässt.

Rote Lippen soll man küssen, trällerte bereits 1963 Cliff Richard aus den Lautsprecherboxen. Warum er damit einen entscheidenden Beitrag zur allgemeinen Gesundheit leistete, erkläre ich zu einem späteren Zeitpunkt. Dass man von den Lippen manche Krankheiten ablesen kann, haben wir schon gesehen – aber was sagen unsere Lippen über uns aus?

Sie sind ein entscheidender Faktor in unserem Gesicht, will man dessen Symmetrie und Ästhetik beschreiben. Dabei gibt es kein ideales Standardmodell, auch wenn uns das gern von der Kosmetikindustrie so verkauft wird. Viel eher richtet sich eine von uns als passend empfundene Form und Größe der Lippen nach der Anatomie unseres Gesichts, den Gesichtsproportionen, unserer Herkunft und unserem Geschlecht. Das Verhältnis von Ober- und Unterlippe ist dabei für die Lippenästhetik ebenso wichtig wie das Verhältnis der Lippen zum Rest des Gesichts. Ein Schmollmund gilt zwar sowohl bei Männern als auch bei Frauen als attraktiv, das sogenannte Duckface, bei dem die Lippen zur Schnute aufgequollen sind, ist dagegen eher ein unerwünschter Effekt nach dem Besuch beim Onkel Doc.

Schönheit wird oft definiert als Zustand der Harmonie – einer Balance der Gesichtsproportionen. Yin und Yang im Gesicht, wenn man so möchte. Unsere Lippen sind dabei für gewöhnlich maximal so breit wie der Abstand der Pupillen zueinander. Der Abstand von den Lippen zum Kinn sollte etwa doppelt so groß sein wie der Abstand von Lippen zur Nase. Das haben sich keine plastischen Chirurg:innen aus Hollywood einfallen lassen, sondern geht zurück auf den Gelehrten Euklid, der bereits 300 v. Chr. entdeckte, dass unser Bild von Schönheit einem bestimmten Verhältnis folgt. Dabei gilt ein Gesicht als besonders schön, wenn es die Proportionen des Goldenen Schnitts (1 zu 1,618) aufweist. Mit dieser Formel zeichnete Leonardo da Vinci die Mona Lisa, bastelte Steve Jobs das Apple-Logo, und auch die Proportionen der Lieblingsautomarke von 007 folgen diesem Größenverhältnis.

Bitte jetzt nicht anfangen, das Gesicht auszumessen und zu verzweifeln! Während sich Fashiontrends jährlich ändern, möchte ich an dieser Stelle nicht müde werden zu betonen, dass natürliche Schönheit zeitlos ist.

Zähne – harte Schale, weicher Kern

Zähne sind in (fast) aller Munde. Nicht nur bei ihren lebenswichtigen Aufgaben wie dem Zerkleinern und Zermahlen unserer Nahrung, sondern auch in unzähligen Sprichwörtern spielen sie die Hauptrolle. Da wird auf dem Zahnfleisch gegangen oder noch schlimmer ins Gras gebissen, Mitarbeiter:innen können dem Chef oder der Chefin nach gern mal einen Zahn zulegen oder bekommen bissige Ansagen von den Vorgesetzten.

Ich liebe Actionfilme und Zähne. Die Kombination aus beiden ist demnach für mich der Oberknaller. Mit meinem Lieblingszahn als Hauptdarsteller könnte man einen oscarverdächtigen Streifen drehen: 00Backenzahn liegt eingeklemmt unter einem fast 100 Kilogramm schweren Gewicht, und plötzlich strömt eine schwarze Säure um ihn herum. Wie es sich für einen Superhelden gehört, bleibt er gelassen und cool, obwohl sein Ende kurz bevorsteht. Wie durch ein Wunder – zu dem wir später kommen – glänzt er schon bald wieder perfekt frisiert und macht sich bereit für das nächste Abenteuer. Die 100 Kilogramm halten unsere Backenzähne bei fast jedem Kauen aus, und nach jeder Pepsi light findet sich 00Backenzahn wieder im Säurebad. Abertausende Male durchlebt er das gleiche Abenteuer und besteht dies in den meisten Fällen unbeschadet. And the Oscar goes to …

Wenn wir schon bei Hollywood sind, bei dieser meisterlichen Leistung unserer Zähne ist es nicht verwunderlich, dass sie in den letzten Jahren immer mehr Beachtung bekommen haben. Das sogenannte Hollywood Smile ist gerade in den letzten 20 Jahren zum absoluten Kassenschlager vieler ästhetisch arbeitender Kolleg:innen mit gut betuchter Klientel avanciert. Unsere Zähne als Aushängeschild unseres Mundes und einzig und allein als Kauwerkzeuge zu betrachten ist aber eigentlich nur ein Bruchteil der Wahrheit und wird ihnen nicht wirklich gerecht. Sie haben so viel mehr zu bieten, dass sie jeden Superhelden alt aussehen lassen.

Im Zahnmedizinstudium paukte ich dicke Wälzer, um zum Beispiel Röntgenbilder zu verstehen und wie man ein Loch erst bohrt, dann richtig füllt, oder wie man eine Schraube in den Kiefer setzt, um einen künstlichen Zahn draufzukleben. Faszination löst das wahrscheinlich nur bei den wenigsten aus. Ich war wohl schon immer etwas komisch. Doch erst als mir klar wurde, wie wichtig unsere Zähne für den gesamten Körper sind, eröffnete sich mir eine spannende neue Welt, von der ich dachte, dass sie auch andere begeistern könnte.

Obwohl die Wissenschaft immer neue Zusammenhänge zwischen Zähnen und dem Körper entdeckt, kommt dieses Wissen immer noch viel zu selten in der Praxis an. Dabei hätte es durchaus ein bisschen mehr Aufmerksamkeit verdient. Viele von uns können ein Lied davon singen, wie schlimm und verheerend sich Zahnschmerzen manchmal auf andere Teile unseres Körpers auswirken. Leiden die Zähne, leidet auch immer der ganze Körper. Aber warum ist das so?

Eingepackt in eine rosa Bettdecke, unser Zahnfleisch, finden unsere Zähne nicht nur durch den Kieferknochen Stabilität und Halt. Das Zahnfleisch, auch Gingiva genannt, bedeckt und schützt die Wurzeln sowie die Zahnhälse. Ein Zahn besticht – ähnlich wie mein Beuteschema von Mann – mit einer harten Schale und einem weichen Kern. Dabei besteht die Schale, um genau zu sein, aus dem härtesten Material, das in unserem Körper zu finden ist: dem Zahnschmelz. Zugleich ist der innere Kern des Zahns butterweich und voller Leben. Diesen inneren Kern nennen wir Pulpa. Anders als bei einem mit Schokolade gefüllten Brownie gibt es dazwischen aber noch eine Trennschicht, das ist das Dentin. Zwischen Dentin und Pulpa leben die sogenannten Odontoplasten. Diese kleinen Arbeiter produzieren zeitlebens fleißig Dentin. Außerdem befinden sich im Dentin die Nervenenden der Pulpa – das ist auch der Grund dafür, dass unsere Zähne kälteempfindlicher werden, wenn wir Zahnschmelz verlieren.

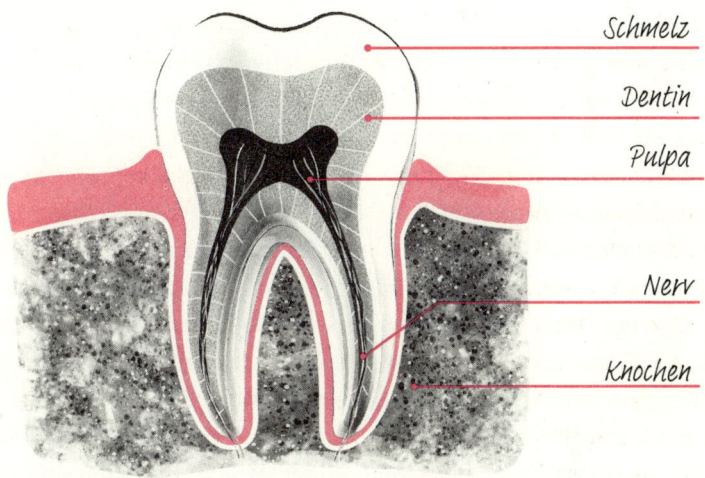

Schmelz

Dentin

Pulpa

Nerv

Knochen

Aber zurück zum Kern der Sache. Dank pulsierender Blutgefäße sind unsere Zähne mit unserem gesamten Körper verbunden. Vergleichbar ist das Ganze mit einer Autobahn, die Städte miteinander verbindet. Durch feinste Nervengeflechte, die das Zahninnere durchziehen, bemerken wir sogar ein Haar zwischen den Zähnen oder eben auch, wenn eine Füllung zu hoch ist. Warum das sogar zu Rückenschmerzen führen kann, wirst du am Ende dieses Buchs verstehen.

In unseren Zähnen steckt aber noch mehr. Im Innenraum befindet sich ein Abfallsystem – die Lymphbahnen, die genauso wie die Nerven und Blutgefäße an das Autobahnnetz angeschlossen sind.

Anders als bei stark befahrenen Autobahnen läuft im Körper alles rasend schnell. So verhindern wir zum Beispiel einen Kieferbruch, wenn wir auf einen Kirschkern beißen, indem wir unseren Biss sofort wieder lockern. Dank feinster Tastfühler in und um die Zähne spüren wir das bekannte Haar in der Suppe, noch bevor wir es sehen. Unangenehm kann eine zu große Empfindlichkeit der Zähne werden, die manchmal auch im gesunden Zustand auftritt. Ein Schluck heißer Tee, mit eiskaltem Wasser den Mund beim Zähneputzen ausgespült – und schon rast ein Schmerz bis gefühlt ganz nach oben ins Gehirn. Dann zeigen sich unsere Zähne als richtige Sensibelchen und schmollen, weil sie nicht die sorgsame Beachtung bekommen, die sie verdienen.

An jedem Zahn hängt ein Mensch – das wissen nicht nur die Chines:innen, die an ihnen Energieblockaden des ganzen Körpers zu lösen versuchen. Die Lehre der Elektroakupunktur, die der Mediziner Reinhold Voll in den 1950er-Jahren entwickelte, geht sogar davon aus, dass jeder einzelne Zahn einem Organ zugeordnet werden kann. Demzufolge pflegen die Frontzähne eine innige Beziehung zu Niere und Blase. Die Weisheitszähne, die nicht selten Beschwerden machen, werden zur Herzensangelegenheit, und das nicht nur für die meisten Chirurg:innen. Über die innere Autobahn können demnach zum Beispiel Bakterien eines wurzelkanalbehandelten Backenzahns bis zum Magen gelangen. Auch hier zeigt sich wieder, wie clever die Natur ist – mit dem Zahnschmelz schafft sie die perfekte Schutzhülle für unser Körperinneres. Leber, Lunge, Magen, Darm – rechts wie links finden unsere Organe ihren Partner fürs Leben in unserem Mund:

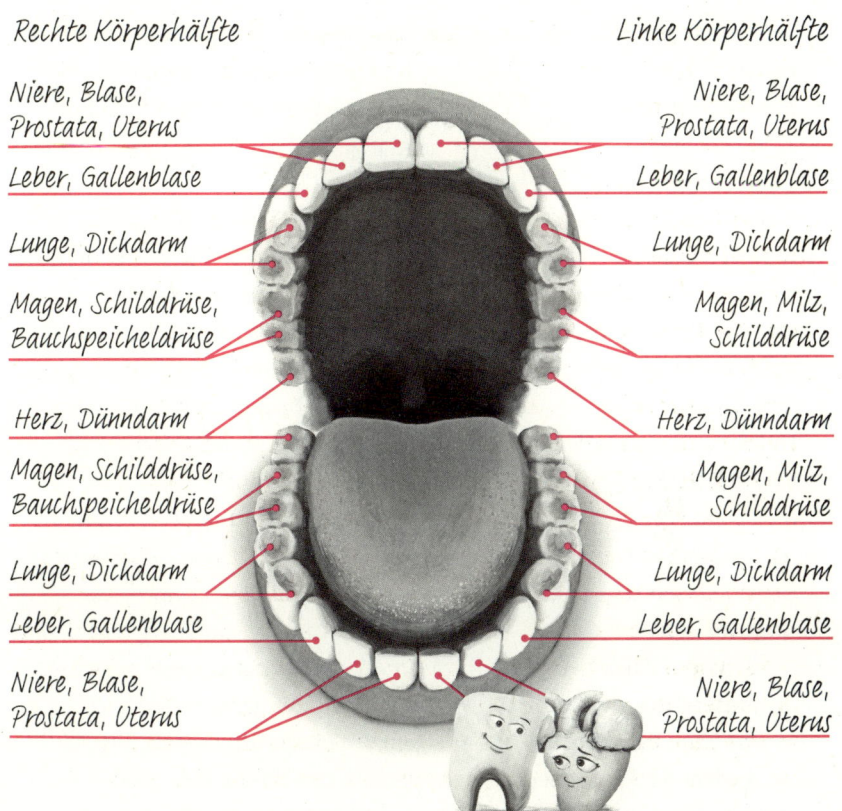

Rechte Körperhälfte   Linke Körperhälfte

Niere, Blase, Prostata, Uterus

Leber, Gallenblase

Lunge, Dickdarm

Magen, Schilddrüse, Bauchspeicheldrüse

Herz, Dünndarm

Magen, Schilddrüse, Bauchspeicheldrüse

Lunge, Dickdarm

Leber, Gallenblase

Niere, Blase, Prostata, Uterus

Niere, Blase, Prostata, Uterus

Leber, Gallenblase

Lunge, Dickdarm

Magen, Milz, Schilddrüse

Herz, Dünndarm

Magen, Milz, Schilddrüse

Lunge, Dickdarm

Leber, Gallenblase

Niere, Blase, Prostata, Uterus

Doch wie viele und welche Zähne haben wir eigentlich im Mund? Und sieht das Gebiss bei uns allen gleich aus?

Jedes Mal, wenn ich als Kind beim Zahnarzt war, wunderte ich mich über die komische Sprache, in die der Doc und seine Helferinnen während der Behandlung wechselten, und dachte, es wäre eine Art Geheimcode, um verschlüsselte Botschaften auszutauschen. Vielleicht hatte der Zahnarzt einen klitzekleinen Schatz in meinem Mund versteckt und wollte das vor mir geheim halten? Nach dem ersten Semester meines Zahnmedizinstudiums

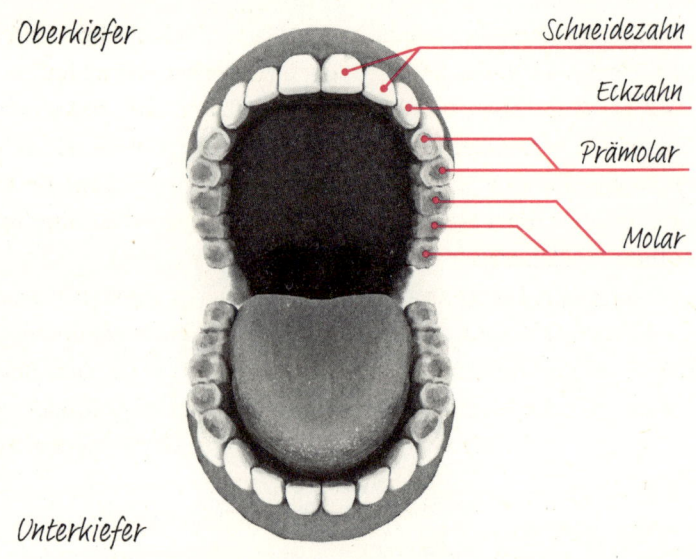

Oberkiefer

Schneidezahn

Eckzahn

Prämolar

Molar

Unterkiefer

beherrschte dann auch ich die Geheimsprache und war schwer enttäuscht, dass Morgenstund in meinem Fall wohl kein Gold im Mund hatte.

Die Zahni-Geheimsprache ist einfach eine smarte Idee, um Zeit zu sparen. Für jede Fläche in ihrem Bereich, jeden Zahn und alles, was vom gesunden Standard abweicht, haben wir einen Code. »46 od c« bedeutet zum Beispiel, dass der erste Backenzahn links unten ein Loch auf der Oberseite in Richtung des dahinter liegenden Backenzahns hat. Du merkst schon – ohne unsere Codes würde zum einen jeder Zahnarztbesuch Ewigkeiten dauern, zum andern könnten wir Zahnis dann nicht mehr mit unserer Geheimsprache angeben.

Das menschliche Gebiss besteht aus verschiedenen Zähnen, die jeweils unterschiedliche Aufgaben haben. Es gibt Schneidezähne, Eckzähne, vordere und hintere Backenzähne sowie Weisheitszähne. Die Schneidezähne sind flach und scharf, um Nahrungsmittel abzuschneiden und zu zerkleinern. Die Eckzähne sind spitz und dienen dazu, das Stück Steak zu zerreißen und zu halten. Die Backenzähne haben eine hügelige Oberfläche und sind ideal zum Kauen und Zermahlen von Nahrungsmitteln. Die Weisheitszähne – auch bekannt als dritte Molaren – sind die letzten Zähne im Mund und brechen normalerweise im späten Teenageralter oder in den frühen 20ern durch.

Auch wenn das menschliche Gebiss bei den meisten Menschen die gleiche Anzahl und Art von Zähnen hat, gibt es dennoch individuelle Unterschiede in deren Anordnung und Größe. Zum Beispiel haben manche Menschen größere oder kleinere Schneidezähne als andere, und einige haben auch mehr oder gar keine Weisheitszähne.

Obwohl ich mittlerweile ein ziemlich großer *Twilight*-Fan bin, fand ich als Kind keinen Gefallen an meinen spitzen, vampirähnlichen Eckzähnen. So beschloss ich kurzerhand, die Nagelfeile zu packen, um sie glatt zu feilen. Dass ich mir mit meinem Vorhaben keinen Gefallen getan hatte, lernte ich erst später.

Vampirähnliche Eckzähne sind kein Fehler der Natur, sondern eine wahnsinnig smarte Angelegenheit. Bei Raubtieren lösen sie nicht nur Angst beim Gegenüber aus, sondern sind für die Jagd überlebenswichtig. Aber auch als Vegetarierin möchte ich auf spitze Eckzähne trotzdem nicht verzichten. Will man seine eigenen Zähne nicht bei jeder Kau- oder Knirschbewegung selbst abschmirgeln, benötigen wir unsere Eckzähne mit ihrer typischen Form als Schutzvorrichtung – Zahnis nennen diesen Mechanismus Eckzahnführung. Nimm dir gern mal eine Minute Zeit und probiere es selbst aus – schieb den Unterkiefer unter Zahnkontakt zur Seite. Im besten Fall berühren sich jetzt nur die Spitzen der Eckzähne. Berühren sich zum Beispiel deine Seitenzähne bei dieser Bewegung, kann das der Grund für Kopfschmerzen sein.

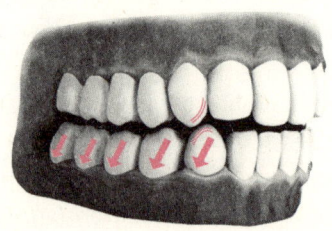

Nichts anderes ist so entscheidend für das perfekte Hollywoodlächeln wie unsere Schneidezähne. Auch wenn sie für die meisten nur wie kleine Schaufeln aussehen, verbirgt sich eine ganze
Menge mehr dahinter. Wie eine Schere können sie unser Essen
zerschneiden. Die kleinen runden Erhebungen auf den Schneidezähnen – auch bekannt als Mamelons – sind eine einzigartige
Eigenschaft unserer Zähne. Im Lauf der Zeit und durch den täglichen Gebrauch verlieren die meisten Menschen jedoch diese Erhebungen und erhalten stattdessen glatte Schneidekanten.

Aber das ist nicht das Einzige, was unsere Zähne so einzigartig
macht. An einem Ende sind sie etwas abgerundet und am anderen
Ende etwas spitzer – das ist das Winkelmerkmal. Dieses Merkmal
hilft uns, die Zähne zu identifizieren und zuzuordnen, indem es
uns sagt, zu welcher Seite des Mundes sie gehören.

Damit unser Lächeln nicht wie ein schlecht arrangiertes Vil-
leroy-und-Boch-Geschirr aussieht, setzen sich die besten Zahntechniker und Zahnärzte weltweit mit den kleinen, aber feinen
Besonderheiten auseinander, die unsere Zähne natürlich schön
aussehen lassen und nicht wie eine Packung Tic Tacs nebenein-
ander aufgereiht. Ein subtiler Farbverlauf, ein feiner Riss oder
ein winziger Farbklecks sind nur die Spitze des Eisbergs, wenn es
darum geht, die Natur nahezu perfekt zu imitieren. Denn jedes Detail zählt, um ein ausgewogenes, harmonisches Lächeln zu erreichen. Und das ist es, was die Besten der Besten in der Zahntechnik

und -medizin auszeichnet – das Auge fürs Detail und die Fähigkeit, natürliche Schönheit in Perfektion zu reproduzieren.

Für das perfekte Zahnpastalächeln stehen verständlicherweise unsere Frontzähne im Fokus. Doch wenn es um die Funktion unserer Zähne geht, sind die Backenzähne mindestens genauso wichtig. Man unterscheidet dabei die Prämolaren (vordere Backenzähne) von den Molaren (hintere Backenzähne). Beide spielen eine entscheidende Rolle beim Zerkleinern und Zermahlen unserer Nahrung. Während die Schneidezähne uns dabei helfen, ein Stück Apfel abzubeißen, sorgen die Prämolaren und Molaren dafür, dass das Essen gründlich zermahlen und aufbereitet wird, bevor es geschluckt wird.

Doch das ist noch nicht alles: Die Prämolaren haben einen besonderen Kniff der Natur. Ihre Oberfläche ist mit einem Rückrutschschutz (Höcker) für den Unterkiefer ausgestattet. Obwohl sie oft übersehen werden, sind die Prämolaren somit unverzichtbar für einen gesunden Biss. Mit ihrer flachen, breiten Kaufläche und den ausgeprägten Höckern und Furchen sind sie ideal für das Zerkleinern von harten Nahrungsmitteln wie Nüssen oder rohem Gemüse geeignet.

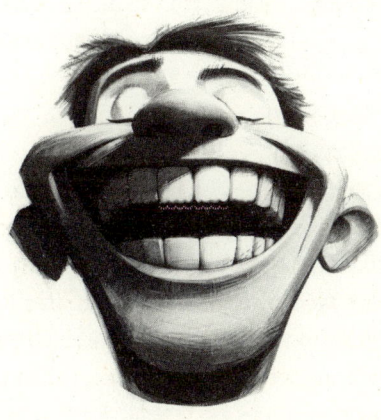

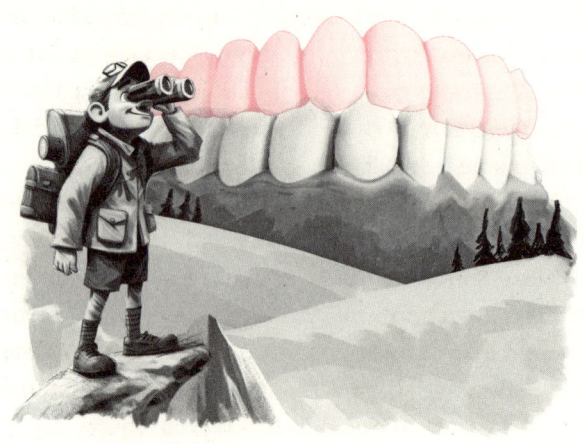

Die vorderen und hinteren Backenzähne erinnern optisch an eine Gebirgskette. Als Kind dachte ich immer, dass ich ganz viele Löcher habe, weil die Zähne so aussahen. Heute weiß ich, dass jede Furche eine besondere Funktion hat und sich Zahnärzt:innen deshalb bei der Füllung auch viel Mühe geben müssen, um so naturgetreu wie möglich ein Loch zu füllen. Wird beim Modellieren zum Beispiel ein bestimmter Wulst beim ersten Oberkiefer-Mahlzahn vergessen, kann das schon ursächlich für ein späteres Kiefergelenksproblem sein.

Zunge – der Red Carpet des Mundes

Nachdem ich kürzlich Arnold Schwarzeneggers Biografie gelesen hatte, entflammte meine Leidenschaft für Kraftsport erneut. Ich renne nun so oft wie möglich ins Fitnessstudio, um an meiner Traum-Bikinifigur für den Sommer zu arbeiten. Eine Stunde Sport macht mich total fertig. Also wie schafft es unsere ständig trainierende Zunge, mehrere Stunden am Tag durchzuhalten? Sie kaut, saugt, schluckt, schmeckt, tastet und spricht – ohne je müde zu werden. Vielleicht ist sie deshalb der Bodybuilder im Mund schlechthin und besteht fast komplett aus Muskulatur. Ihr einziger Konkurrent ist unser großer Kaumuskel, aber dazu später mehr.

Der Bauch der Zunge (Zungengrund) hat zwar kein Sixpack, aber eine Besonderheit: Er ist am Mundboden befestigt. Der dadurch unbewegliche Teil wird auch Zungenwurzel genannt. Manchmal ist die Zunge so fest verankert, dass sie sich kaum mehr bewegen kann. So eingesperrt und angeleint, kann sie ihr volles Potenzial nicht ausschöpfen und dem Oberkiefer beim Wachstum helfen. Denn nur wenn sich unsere Zunge die meiste Zeit an unserem Gaumen aufhält und nicht im Mundboden ausruht, bekommt unser Oberkiefer den Impuls zum Breitenwachstum.

Ein zu kurzes Zungenband bemerken Eltern oft direkt nach der Geburt ihres Kindes, wenn das Stillen und Schlucken nicht richtig funktionieren. Viele Hebammen sind großartige Zungenband-Detektivinnen und erleichtern uns Zahnärzt:innen die Arbeit. An dieser Stelle möchte ich mich bei allen Hebammen bedanken. Wie können wir Zahnärzt:innen aber die Zunge aus dieser Misere befreien? Einfach das Zungenbändchen durchschneiden reicht nicht aus – mindestens sechs Wochen Zungentraining sind danach notwendig, damit das Zungenband nicht wieder wie zuvor zusammenwächst.

Auf dem Rücken der Zunge wohnen zahlreiche warzenähnliche Knubbel – die Geschmackspapillen. Bei genauer Betrachtung ist die Zunge also nicht glatt wie ein Fußballfeld, sondern eher wie eine Minigebirgslandschaft gestaltet. Dadurch vergrößert sich die Oberfläche der Zunge ungemein. In Richtung Rachen findet man vor allem die großen, sogenannten Wallpapillen (Papillae vallatae). Sie sind der Himalaja unter den Knubbeln. Direkt davor sieht man vor allem blattförmige Knubbel (Papillae foliatae), die im Spiegel betrachtet unserer Zunge den faltigen Granny-Look verpassen. Klitzekleine und eigentlich nicht sichtbare, pilzförmige Knubbel (Papillae fungiformes) haben es sich vor allem an der Zungenspitze und an den Seitenrändern gemütlich gemacht.

In diesen Knubbeln findet man unterschiedlich viele klitzekleine Miniorangen mit einem mittig gelegenen Pool – die Geschmacksknospen. Hier wird beispielsweise der Geschmack einer Zitronenlimonade in eine Information für die Nerven umgeschrieben: »Achtung alle zusammen, Zitronenlimo mit saurem Geschmack – einmal Gesicht verziehen!« Das Umschreiben übernehmen viele kleine Arbeiterinnen – die Sinneszellen. Die meiste Zeit chillen sie am hauseigenen Pool in der Miniorange. Trinken wir einen Schluck besagter Limo, werden die Geschmacksstoffe in den Pool gespült, und die Arbeiterinnen beginnen sofort mit dem Umschreiben. Das ist deshalb ziemlich smart, weil die Sinneszellen so in aller Ruhe erkennen können, worum es sich handelt. Noch bevor wir die Limo geschluckt haben oder sich die Geschmacksstoffe verflüchtigen können, weiß die gesamte Poolparty-Truppe, was wir da gerade bechern.

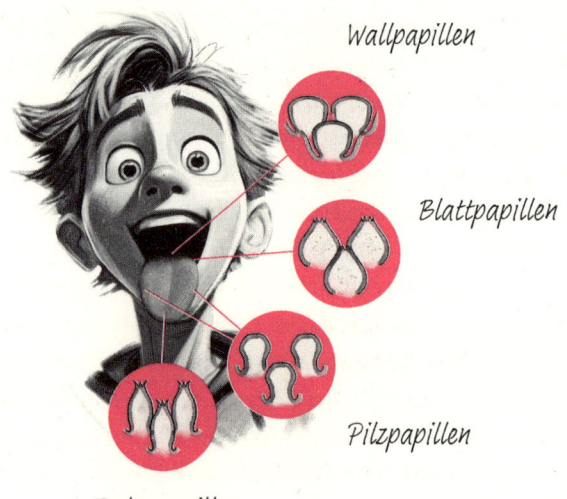

Wallpapillen

Blattpapillen

Pilzpapillen

Fadenpapillen

Eine weitere Art von Papillen ist für das Feeling zuständig. Sie heißen mechanische Papillen und sind mindestens genauso spannend. Sie sind direkt mit der inneren Zungenmuskulatur verbunden und verleihen unserer Zunge den samtigen Red-Carpet-Look. Die mechanischen Papillen haben kleine Härchen, die echte Sensibelchen sind und durch ihre Verbindung mit der Zungenmuskulatur unsere Sinneswahrnehmungen verstärken. Die Farbe der mechanischen Papillen kommt von Blutgefäßen, die durch sie hindurchlaufen. Beim Tasten bewegen sich die mechanischen Papillen in verschiedene Richtungen und erzeugen dadurch ein unterschiedliches Gefühlsempfinden. Die sogenannten Fadenpapillen (Papillae filiformes) sind über die gesamte Zunge verteilt. Mit den mechanischen Papillen kannst du die Textur von Lebensmitteln wahrnehmen und zwischen glatten und rauen Oberflächen unterscheiden.

Im Byzantinischen Reich hatte man eine recht drastische Methode, um unliebsame Kaiser mundtot zu machen: Man spaltete ihnen die Zunge. Heutzutage wird die gespaltene Zunge eher metaphorisch verwendet, um jemanden zu beschreiben, der es mit der Wahrheit nicht so genau nimmt.

Ohne Zunge können wir nicht klar und deutlich sprechen, was wahrscheinlich auch der Grund dafür ist, warum man im Mittelalter und der Antike kurzen Prozess mit der Zunge von störenden Quasselstrippen machte. Wurde man beim Lästern über die neue Kutte des Königs erwischt, konnte man sich eigentlich schon von seiner Zunge verabschieden. Natürlich gibt es heute andere Methoden, um unliebsame Redner:innen zum Schweigen zu bringen.

Auch wenn sich Zahnis bei manch einer Behandlung wünschen würden, die Zunge der Patient:innen rauszuschrauben, verrät sie uns doch einiges darüber, was im Mund so alles vor sich geht. Ob kleine Bläschen, Pusteln oder ein weißer Teppich – all das kann den Zahnärzt:innen Aufschluss über eine Erkrankung geben, die erst einmal nichts mit der Zunge zu tun hat.

Und wer hätte gedacht, dass die Zunge sogar bei der Diagnose von Kinderkrankheiten eine wichtige Rolle spielt? Die hoch ansteckende Krankheit Scharlach erkennt man zum Beispiel oft an der rau-körnigen und geröteten Zunge, die auch als »Himbeerzunge« bezeichnet wird. Obwohl der Name vielleicht lecker klingt, löst er bei Ärzt:innen sicherlich keine Freude aus.

Einer meiner ersten Patienten streckte mir zur Begrüßung eine rabenschwarze Zunge entgegen. Herr Wolf wurde beim Skatturnier von seinen Freunden angesprochen, ob er Zungenkrebs habe, und bekam sofort panische Angst. Aus diesem Grund saß er sichtlich unentspannt auf meinem Stuhl. Schmerzen habe er keine, aber es sehe nicht nur komisch aus, sondern es kitzele manchmal beim Sprechen, erklärte er.

In dem Moment, als er mir die Zunge entgegenstreckte, dämmerte mir umgehend eine Vorlesung über die schwarze Haarzunge. Ich sortierte strebermäßig alle Infos in meinem Kopf und versuchte, ihn zu beruhigen, indem ich einen fünfminütigen Vortrag über die Lingua villosa nigra hielt. In exakter Vollständigkeit zählte ich mögliche Faktoren, Differenzialdiagnosen und die Behandlungsmöglichkeiten auf.

»Die sogenannte schwarze Zunge ist eine seltene, aber harmlose Erkrankung, die oft bei Rauchern auftritt und durch eine übermäßige Ansammlung von Bakterien auf der Zunge verursacht wird. Die Verfärbung entsteht durch den Abbau von Speiseresten und Bakterien, die sich auf den Papillen der Zunge ansammeln und durch die Produktion von Pigmenten wie Melanin verfärbt werden. Antibiotika können bei der Behandlung von bakteriellen Infektionen helfen, die diese Ansammlung von Bakterien verursachen. Wenn die Verfärbung jedoch durch andere Faktoren wie Tabakrauch oder bestimmte Medikamente verursacht wird, können Antibiotika unwirksam sein. In diesem Fall kann eine gute Mundhygiene, wie das Zähneputzen und die Verwendung von Mundspülungen, helfen, die Ansammlung von Bakterien auf der Zunge zu reduzieren und die Verfärbung zu verhindern.«

Mein Fachchinesisch hatte ihn jedoch nicht beruhigt, sondern nur noch mehr verwirrt. »Ist das jetzt Krebs?«, fragte er mich. Statt einer Eins fürs tolle Auswendiglernen hätte mir Herr Wolf wahrscheinlich gern eine Sechs für zu viel Klugscheißerei gegeben.

»Nein, Herr Wolf, eine Krebserkrankung können wir erst mal ausschließen. Kann es aber sein, dass Sie in letzter Zeit ein Antibiotikum oder andere Medikamente nehmen mussten? Eine neue Erkenntnis zum Thema schwarze Haarzunge wurde von einem Forscherteam um Dennis F. Thompson von der Southwestern Oklahoma State University (USA) veröffentlicht. Durch die erneute Auswertung von bereits vorhandenen Daten konnte gezeigt werden, dass Antibiotika sowie Mittel, die zu Mundtrockenheit führen, eine Ursache für die schwarze Haarzunge sein können.« Da war sie wieder – die Klugscheißerin.

Herr Wolf war Starkraucher und hatte vor Kurzem eine Blasenentzündung mit einer Antibiotikatherapie erfolgreich behandeln lassen. Damit hatten wir wahrscheinlich auch die Ursache gefunden.

»Also kein Zungenkrebs?«

»Nein.«

»Sagen Sie das doch gleich, typisch Arzt.«

An diesem Tag nahm ich mir vor, mit jedem Patienten und jeder Patientin so zu sprechen, als wären sie mein Vater oder meine Mutter und nicht mein Professor, vor dem ich angeben will. Wie sollen Patient:innen Entscheidungen über Therapien treffen, wenn sie die Diagnose nicht verstehen? Leider neigen wir Zahnärzt:innen dazu – und sicher geht es den ärztlichen Kolleg:innen ähnlich –, mit unserer Sprache eine Barriere zwischen uns und dem Patienten oder der Patientin aufzubauen. Durch die Kinderzahnheilkunde habe ich gelernt, dass nichts mehr Vertrauen schafft als gegenseitiges Verständnis.

Speicheldrüsen – die Pyramiden von Gizeh

Wahrscheinlich fänden es die meisten ziemlich eklig, wenn ich Spucke als supergesunden Cocktail bezeichnen würde, und niemand käme auf die Idee, sich ein Glas Spucke zum Abendessen an der Bar zu ordern. Unsere Zähne hingegen können gar nicht genug vom Wunderwasser bekommen und freuen sich gemeinsam mit den Zahnärzt:innen über voll aufgedrehte Spuckehähne.

Wer von uns hat sich schon einmal in die Wange gebissen und die Hubbel an der Innenseite der Backe für eine Narbe davon gehalten? Und wer von uns fühlt mit der Zunge genau jetzt an dieser Stelle?

Keine Sorge – das ist keine Bissverletzung, das sind Spuckehähne. Immer dann, wenn wir gerade eine Tüte Pommes mampfen, dreht unser Mund den Spuckehahn auf und gibt das Signal an die Spuckefabrik, die ziemlich genau beim Ohr liegt: »Männer, wir brauchen Nachschub.« Einen Liter am Tag schafft das Team der Ohrspuckefabrik, und man könnte sie von der Größe her als Hauptzentrale bezeichnen. Manchmal reicht den Mitarbeiter:innen schon der Geruch oder sogar der Gedanke an das Lieblingsgericht, um die Arbeit zu starten. Der Wissenschaftler Pawlow schaffte es, Hunde so zu konditionieren, dass sogar ein Klingeln als Startsignal für die Spuckeproduktion reichte. Bei mir erzeugt allein der Gedanke an meinen nächsten Kinobesuch mit frischem, warmem Popcorn ein kleines Mundaquarium. Was ist es bei dir?

Unsere Hauptzentrale geht in diesen Momenten davon aus, dass es gleich etwas zu essen gibt, und sagt in etwa Folgendes: »Leute, hier geht's gleich los. Der Mund übernimmt wie immer den Anfang, aber Magen und Darm macht euch schon mal langsam ready.«

Müssen wir zu Weihnachten vor der Familie ein Gedicht aufsagen, meldet sich die Hauptzentrale hingegen mit einem ganz anderen Text an alle Beteiligten: »So, Männer, könnte sein, dass wir gleich wegrennen müssen, für Verdauung haben wir erst mal keine Zeit. Alle Luken inklusive Spuckehähne schließen.« Nur wenige Sekunden später fühlt sich der Mund wie die Sahara an.

Dieses automatisch ablaufende Programm »Spuckehahn auf/ Verdauung Vollgas versus Spuckehahn zu/Verdauung Pause« ist in einer Zeit entstanden, als wir vor gefährlichen Angreifer:innen wegrennen mussten. Jede Sekunde zählte, und unser Körper benötigte alle Energie. Hätten wir in diesen Momenten lustig vor uns hinverdaut, gäbe es uns wahrscheinlich heute nicht mehr. Ein ziemlich cleverer Schachzug der Natur also. Gäste einer Weihnachtsfeier sind zwar keine Angreifer:innen, aber vor ihnen ein Gedicht aufzusagen kann bei manchen schon den Wunsch auslösen, lieber wegzurennen. Deshalb sind aufregende Momente wie kleine Zeitreisen, wenn es um unsere Spuckeproduktion geht.

Die erwähnte Ohrspuckefabrik leistet die Arbeit aber nicht komplett allein. Kleinere Fabriken im Mundboden und der Zunge sind fast noch fleißiger und 24/7 im Einsatz. Ihren Spuckehahn kann man sich einfach im Spiegel anschauen, wenn man den Mund öffnet und die Zunge an den Gaumen legt.

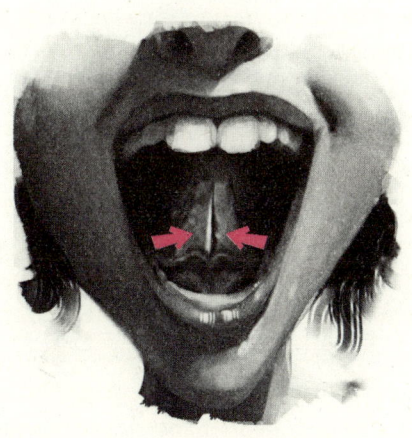

Unsere Spucke ist eine weitere Superheldin in unserem Mund, die uns auf vielfältige Weise schützt. Denn genau genommen hat jeder und jede von uns im Lauf des Tages immer mal wieder ein klitzekleines Loch in den Zähnen. Da unser Speichel aber ein wahres Allroundtalent ist, liefert er sofort Baumaterial (Kalzium, Phosphor, Fluorid und vieles mehr), um die kleinen Löcher zu stopfen. Diesen Prozess nennt man Remineralisation.

Erinnern wir uns an ooBackenzahn, der, von einem Säurebad umgeben, um seine Zukunft bangte? Agentin Spucke arbeitet im Hintergrund und ist seine intelligente Assistentin. Sie schafft es, Säuren mit Puffersubstanzen zu neutralisieren und sie in das umzuwandeln, was wir am Ende als Pepsi light schmecken. Weil wir ziemliche Sensibelchen im Mund sind, wäre dieser orale Actionfilm für uns alle extrem schmerzhaft. Doch auch hier liefert unsere Agentin Spucke die Antwort mit einem berauschenden Schmerzmittel namens Opiorphin, das uns mit klitzekleinen Dosen dauerhaft zudröhnt.

Hast du dich schon mal gefragt, warum wir unseren Finger in den Mund stecken, wenn wir uns geschnitten haben? Bei Verletzungen im Mund funktioniert unsere Spucke astrein als Desinfektionsmittel und unterstützt die Wundheilung. Kleine Verletzungen im Mund heilen deshalb viel schneller als zum Beispiel am Finger.

Eine der wichtigsten Substanzen im Speichel ist das Enzym Lysozym. Das Ding ist sozusagen das Munddynamit, das die Zellwände von Bakterien zerstört und verhindert, dass sie sich in deiner Wunde ausbreiten und eine Entzündung verursachen.

Aber das ist noch nicht alles! Unser Speichel enthält auch den Epidermal Growth Factor (EGF), ein Wachstumsfaktorprotein, das die Regeneration der Zellen und des Gewebes in der Wunde unterstützt und somit zur schnelleren Heilung beiträgt. Und dann haben wir da noch andere Proteine wie Lactoferrin und Histatin, die antivirale, antibakterielle und entzündungshemmende Eigen-

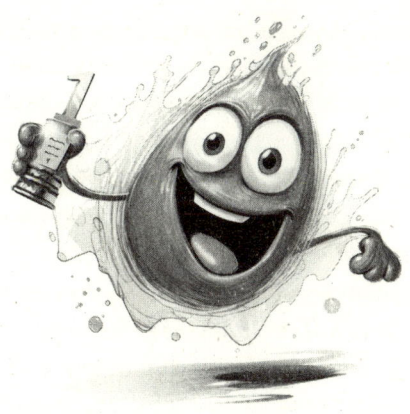

schaften haben und die Bildung von neuen Blutgefäßen fördern, die die Wunde mit Sauerstoff und Nährstoffen versorgen.

Während wir uns also das nächste Mal im Spiegel dank Instagram & Co. wieder kritisch beäugen, leistet unsere Spucke in einer 24-Stunden-Nonstop-Schicht Unglaubliches. Auch wenn sie zu 99 Prozent aus Wasser besteht, reichen die restlichen Zutaten des Wunderwassers für einen Blick in die Zukunft. Durch die Menge und Qualität kann ein Zahnarzt oder eine Zahnärztin in einem Test bestimmen, mit welcher Wahrscheinlichkeit du im Lauf deines Lebens Löcher oder andere Erkrankungen im Mund bekommst.

Doch was passiert, wenn unsere Spuckehähne einmal versiegen? Zunächst wird versucht, sie wieder in Gang zu bringen, beispielsweise durch das Kauen eines zuckerfreien Kaugummis. Doch manche Medikamente oder Allgemeinerkrankungen wie Diabetes können den Speichelfabriken dauerhaft den Garaus machen. In solchen Fällen kann der Arzt oder die Ärztin verschiedene Behandlungsoptionen empfehlen. Eine Möglichkeit ist die Verwendung von künstlichem Speichel oder Speichelstimulanzien, um die Mundtrockenheit zu lindern und das Kauen und Schlucken zu erleichtern. In einigen Fällen können auch Medikamente oder spezielle Therapien helfen, die Funktion der Speicheldrüsen wiederherzustellen oder zu verbessern. Wenn die Erkrankung schwerwiegend ist, kann eine Operation notwendig sein, um blockierte oder geschädigte Speicheldrüsen zu entfernen oder umzuleiten. Manchmal verstopfen auch kleine Steinchen die Spuckehähne und müssen von uns Zahnärzt:innen entfernt werden, in den meisten Fällen schafft das unser Mund aber ganz alleine.

Zahnstein bekommen hingegen weder unser Mund noch unsere Zahnbürste allein in den Griff. Hier kann meist nur noch die Zahnärztin oder der Zahnarzt helfen. Eigentlich machen sich aber alle Zahnis mit der Entfernung von Zahnstein zum Kunstbanausen, denn unter dem Mikroskop betrachtet ist er ein architektonisches Wunderwerk und steht den Pyramiden von Gizeh in nichts nach.

Nur wenige Augenblicke nach dem Zähneputzen entsteht eine magische Welt auf unseren Zähnen, die von einer dünnen, glibberigen Schicht namens Pellikel gebildet wird. Diese Schutzschicht dient als Fundament für die Entstehung einer faszinierenden Stadt, die von Bakterien bewohnt wird. Weil es im Mund so schön warm und feucht ist, lieben Bakterien das Leben hier. Ein bisschen so wie Urlaub auf den Malediven, nur dass hier ständig was los ist. Mal wird gegessen, dann nervt schon wieder die Zahnbürste … so richtig Ruhe, um weiter an der Familienplanung zu feilen, finden Bakterien nur auf dem Pellikel. Hier krallen sie sich liebend gern fest und beginnen in Rekordzeit, sich den Wanst mit Zucker vollzuschlagen, in der Hoffnung, dass die Zahnbürste nicht ihr Zuhause zerstört.

Es ist erstaunlich, wie ähnlich Bakterien und Menschen sind, da beide nicht gerne allein leben und es am liebsten haben, wenn untereinander Peace, Love & Harmony herrscht. Bakterien bauen ebenfalls kleine Städte, die jedoch mit bloßem Auge nicht erkennbar sind. Im Mund werden diese Städte als Biofilm bezeichnet, aber auch an Schiffsunterseiten sind Bakterienstädte zu finden.

Zurück in den Mund. Auch wenn viele Bakterien das Herz am rechten Fleck haben und uns eigentlich nichts Böses wollen, entwickeln sich manche trotzdem zu Rowdys. Nichts Böses ahnend, befeuern unsere Spuckehähne rasend schnell die wachsenden Bakterienstädte mit Trinkwasser und Nährstoffen. Dabei merken sie gar nicht, dass sie damit zum Wachstum von riesigen Metropolregionen beitragen. Faszinierende klitzekleine architektonische Meisterwerke entstehen, die sich zu einer millimeterdicken, steinharten Schicht vor allem auf der Innenseite unserer Unterkieferzähne entwickeln – der berüchtigten Plaque.

So beeindruckend die Entstehung auch sein mag, hier ist das Ende für die bauwütigen Bakterien. Mit Profi-Sandwasserpistolen können Zahnärzt:innen binnen weniger Sekunden die Zähne blitzeblank bekommen, wobei jedoch im Anschluss das gleiche Spiel wieder von vorne beginnt.

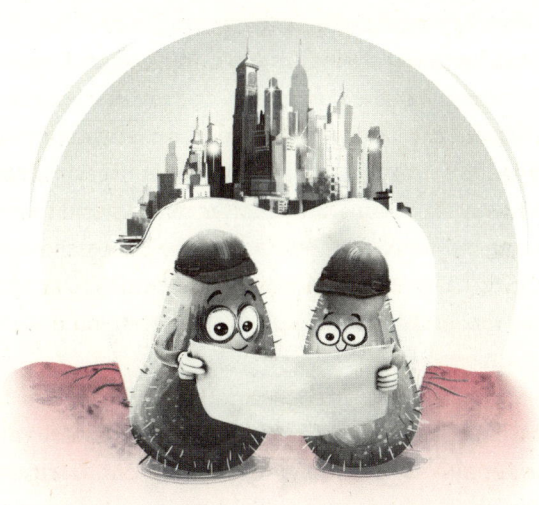

Kiefergelenk & Kaumuskulatur – mehr als nur kauen

Die Art und Weise, wie unsere Zähne zusammenpassen und miteinander verzahnt sind, wird Okklusion genannt. Das Kiefergelenk, unsere Zähne und die Kaumuskeln sorgen dafür. Das »Kauorgan« ist das zentralste Organ unseres Körpers und hat eine enorme Bedeutung für unsere Sprache, Emotionen und Ausdrucksweise. Wie mein Mentor Professor Rudolf Slavicek einmal sagte: »Was dagegen ist ein dummes Herz? Es ist ein Muskel.«

Unsere Zähne, die Kaumuskulatur und unser Kiefergelenk sind viel mehr als nur ein Muskel. Sie sind ein wichtiger Bestandteil dessen, was uns menschlich macht. Deshalb kann man nicht wirklich von einem getrennten Kauorgan sprechen. Du nutzt es zum Kauen, klar, aber wie lange am Tag? 20 Minuten, 30 Minuten? Reden, kommunizieren und Gefühle ausdrücken – das machen wir dagegen ständig, und das geht nur durch das perfekte Zusammenspiel von Kiefergelenk und Muskeln.

Ich wurde ziemlich streng erzogen und musste noch als Teenager um 20 Uhr zu Hause sein. Mein Vater wollte immer das Beste für mich, aber um später Ärztin oder Anwältin zu werden, passten Partys nicht in meinen vollgepackten Terminkalender. Meine damalige beste Freundin Kim durfte, soweit ich mich erinnere, abends immer so lange raus, wie sie wollte. Partys waren kein Problem, weil ihre Eltern unglaublich cool waren. Ich möchte nicht wissen, wie viele schlaflose Nächte ihre Eltern hatten, aber es waren sicher einige.

Unser Kiefergelenk ist wie Kims Eltern. Es erlaubt uns eine ganze Menge, weshalb wir die verrücktesten Bewegungen und Verrenkungen mit dem Mund machen können. Übertreiben wir es mit den Bewegungen oder üben wir aber zu viel Druck aus – zum Beispiel beim Zähneknirschen –, kann uns das schlaflose Nächte bereiten.

Als einziges »Doppelgelenk« im menschlichen Körper verbindet das Kiefergelenk unseren Schädel mit dem Unterkiefer. Das ist ein Grund, warum wir abbeißen, kauen und sprechen können. Diese Verbindungsstelle sieht ein bisschen so aus wie ein Mörser (Unterkiefer) und eine kleine Schüssel (Schädel). Beide sind mit einem Teppich aus Faserknorpel bedeckt. Weil der Mörser nicht perfekt in die Schüssel passt, liegt zwischen ihnen ein kleines Gelkissen – die Bandscheibe. Davon haben wir im Körper eine ganze Menge in unserer Wirbelsäule. Im Fall des Kiefergelenks hält ein Haufen Bänder sie fest, damit sie nicht einfach rausfällt, wenn wir den Mund einmal zu voll nehmen. Drei Powerbänder, die vom Schädel zum Unterkiefer ziehen, stabilisieren das Gelenk und schützen es vor Überbelastung. So ausgestattet, öffnen und schließen wir problemlos mehrere Tausend Mal am Tag unseren Mund.

Liegen die Zähne allesamt perfekt passend aufeinander, ruht sich der Mörser zentral auf dem Gelkissen in der Schüssel aus, und inklusive Kiefermuskulatur sieht das Ganze schön symmetrisch aus. In dieser Balance funktioniert alles einwandfrei und ohne Schmerzen. Macht der Zahnarzt oder die Zahnärztin bei einer Füllung nur einen winzigen Fehler, kann das riesige Folgen haben und dieses harmonische System in einen schmerzhaften Teufelskreis geraten, den wir CMD (Craniomandibuläre Dysfunktion) nennen – dazu später mehr.

Mindestens genauso wichtig fürs Kauen, Sprechen und Grimassenziehen wie unser Kiefergelenk sind unsere Kaumuskeln. Die vier großen Muskelprotze sind die Fitnessjunkies unseres Kiefers und sorgen dafür, dass wir beim Essen nicht wie eine Schildkröte im Schneckentempo kauen müssen.

Der Masseter-Muskel ist der stärkste Kaumuskel und hilft uns, unsere Kiefer zu schließen und zu öffnen. Er ist der Hulk unter den Kaumuskeln und könnte wahrscheinlich problemlos einen Apfel in zwei Hälften zerquetschen.

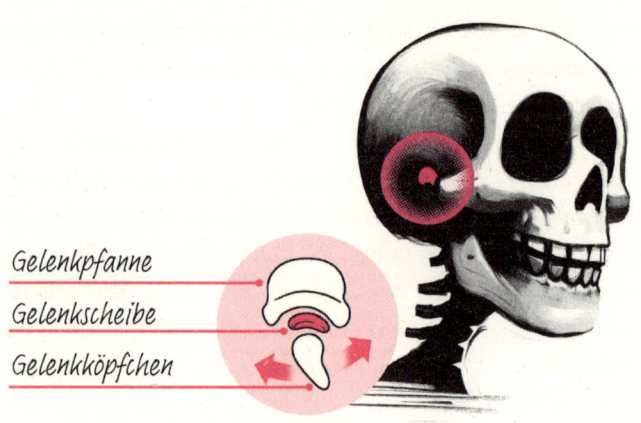

Gelenkpfanne
Gelenkscheibe
Gelenkköpfchen

Der Temporalis-Muskel befindet sich an den Seiten des Kopfs und sorgt für die elegante Bewegung unseres Unterkiefers zum Beispiel beim Schließen. Der Mediale Pterygoid-Muskel ist der geheime Wingman des Masseter-Muskels und hilft ihm dabei, die harte Nuss zu knacken. Und last, but not least: der Laterale Pterygoid-Muskel, der für die seitliche Bewegung des Unterkiefers verantwortlich ist und uns ermöglicht, die linke und rechte Backentasche gleichmäßig zu füllen.

Wir alle kennen das Gefühl, wenn wir stundenlang auf einem Stück Kaugummi herumkauen und unsere Kiefer anfangen zu schmerzen. Aber wusstest du, dass jedes Mal, wenn wir Kaugummi kauen, unsere Kaumuskeln ein Mini-Work-out bekommen? Das ist richtig, unsere großen Kaumuskeln werden mit jeder Kaugummi-Sitzung stärker und größer, genau wie der Bizeps beim Pumpen im Gym.

Aber was passiert, wenn man zu viel Zeit mit dem Kauen von Kaugummi verbringt? Nun, man kann zum Gesichtsbodybuilder werden. Einige Menschen trainieren ihre Kaumuskeln so hart, dass sie aussehen, als hätten sie einen Tennisball im Mund. Das ist vielleicht beeindruckend, aber es kann nicht nur seltsam aussehen, wenn man versucht, normal zu sprechen oder zu lächeln, sondern auch richtig schmerzhaft sein.

Wenn wir im Gesicht zum Arnold Schwarzenegger werden, leiden nicht selten das Kiefergelenk und unsere Zähne. Man könnte Schwierigkeiten bekommen, etwas zu essen, das nicht weich genug ist. Eine Karotte könnte zum Beispiel zu einem unlösbaren Problem werden, wenn man versucht, sie zu kauen. Man müsste sich auf die Suche nach weicher Nahrung machen wie Pudding, Gelee oder Babybrei.

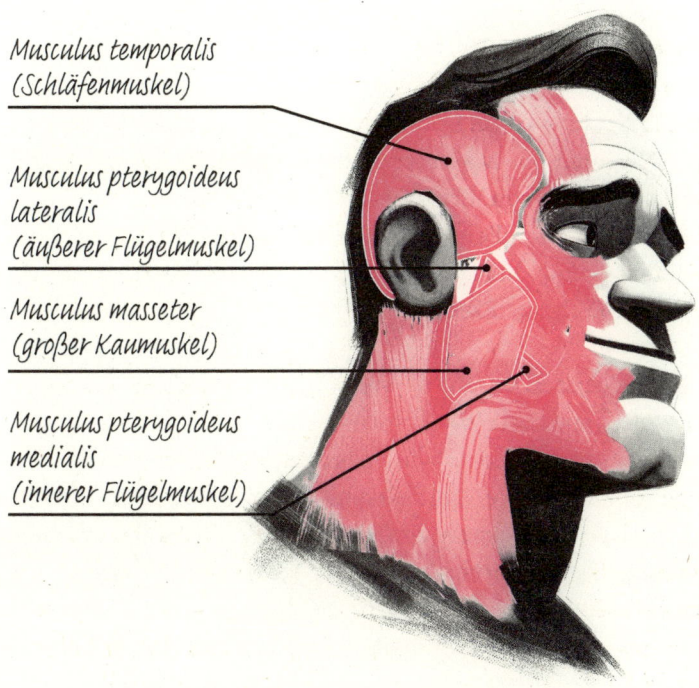

Musculus temporalis
(Schläfenmuskel)

Musculus pterygoideus
lateralis
(äußerer Flügelmuskel)

Musculus masseter
(großer Kaumuskel)

Musculus pterygoideus
medialis
(innerer Flügelmuskel)

Multitalent Mund – was er alles kann

Als Multitalent vereint Jennifer Lopez viele Talente in sich und hat in verschiedenen Bereichen große Erfolge feiern können. Aber wenn es um das ultimative Multitalent geht, steht unser Mund an erster Stelle und wird oft unterschätzt. Neben dem offensichtlichen Kauen und Sprechen ist er in der Lage, Gerüche zu erkennen, Geschmäcker zu unterscheiden, Emotionen auszudrücken und vieles mehr. In diesem Kapitel werden wir entdecken, was unser Mund alles kann und wie er unsere täglichen Aktivitäten beeinflusst. »Don't be fooled by the rocks that I got, I'm still Jenny from the block« – denn auch Jennifer Lopez weiß, dass wahre Größe nicht immer auf den ersten Blick zu erkennen ist.

Schmecken – lecker, eklig oder aromatisch: Alles eine Geschmacksfrage

Wir schreiben das Jahr 1964. Sean Connery bestellt als Agent 007 einen Wodka Martini. Im Film *Goldfinger* sagt der Hotelangestellte zu ihm: »Wie Sie bestellt haben, Sir, nicht umgerührt.« Er antwortet daraufhin: »Geschüttelt, nicht gerührt.«

Der Spruch ist mittlerweile nicht nur legendär – es steckt auch tatsächlich etwas dahinter. Die Geschmacksstoffe wandern durch das Schütteln an die Oberfläche, der Alkohol legt sich auf den Boden. Dadurch kann der Lebemann gleich beim ersten Schluck den vollen Geschmack genießen. Über den ersten Schluck kommt er ja meist eh nicht hinaus, da bereits die nächste Action auf ihn wartet. Cheers!

Der Verlust von Geschmack ist ein Verlust an Lebensqualität, und Essgenuss ist ein zutiefst menschliches Lebensgefühl, das wichtige Funktionen für uns erfüllt. Wenn wir zum Beispiel Appetit auf Schokolade haben, kann das ein Hinweis auf einen Mangel im Körper sein. Fast jede Schwangere kennt die plötzlichen Gelüste nach sauren Gurken mit Nutella, und im Prinzip ist das unsere innere Stimme, die nach bestimmten Nährstoffen verlangt.

Wie sehr können wir aber unserem Geschmack vertrauen, und kann unser guter Geschmack uns auch mal im Stich lassen? Fragen über Fragen.

Du erinnerst dich an die Miniorangen (Geschmacksknospen) mit den kleinen Arbeiter:innen auf der Zunge? Auch die Rachenschleimhaut hat ein paar davon abgestaubt, und gemeinsam entscheiden sie nicht nur, ob Muttis Eintopf runtergeschluckt werden darf, sondern geben uns auch Aufschluss über dessen Inhalt. Die Erkenntnisse über unseren Geschmack und wie er entsteht erklären, warum Kinder zum Beispiel lieber Schokolade als Rosenkohl mögen, und interessanterweise können wir nur durch den Geruch auch wirklich gut schmecken. Unsere Riechrezeptoren und Geschmacksknospen teilen sich die Arbeit, und erst die Kombination aus Aroma und Geschmack bildet die vollständige Information für unser Gehirn. Deshalb schmeckt die Sahnetorte während eines Schnupfens auch nur halb so gut.

Wir unterscheiden bisher in Geschmacksfragen fünf Grundqualitäten, Tendenz steigend:

Bitter

Obwohl Bitterschokolade von allen Schokisorten die gesündeste ist, mag ich mich nicht so recht mit ihr anfreunden. Wahrscheinlich warnt mein Unterbewusstsein mich vor einer möglichen Gefahr. Das war früher überlebenswichtig, denn bittere Pflanzenarten waren meist giftig. Heute haben bittere Lebensmittel in der Regel weniger Kalorien und stehen bei mir zum Beispiel mit Walnüssen, Oliven und Chicorée täglich auf dem Speiseplan.

Süß

In einer Zeit, als wir, bewaffnet mit einem Stein, auf Säbelzahn-tigerjagd gingen, waren leckere Früchte eine einfache Beute und willkommene Abwechslung. Der süße Geschmack wiegte uns in Sicherheit, dass wir weder etwas Verdorbenes noch etwas Giftiges aßen. Aber wer hatte in unseren Kopf den Geschmack von Zucker mit dieser Erkenntnis einprogrammiert? Im Prinzip unsere Mutter. Weil das Fruchtwasser und die Muttermilch ebenfalls einen süßen Geschmack haben, können wir eigentlich nichts für unsere Vorliebe.

Sauer

Saure Gummitiere hätten unsere Vorfahr:innen dagegen nicht einmal mit der Kneifzange angefasst, aus Angst, sie wären giftig oder verdorben. Mein Mann liebt den sauren Geschmack, und auch mich begeistert im Winter zum Beispiel eine heiße Zitrone. Vielleicht lieben wir einfach das Leben am Limit?

Ein interessanter Sidefact zur Zitrone: Ihr wird eine riesige Heilkraft zugesprochen, und auch ich glaube ganz fest daran. Bahnt sich bei mir eine Erkältung an, reibe ich über so ziemlich alle meine Gerichte ein bisschen gefrorene Zitronenschale. Nicht nur der Geschmack ist ganz wunderbar, auch mein Immunsystem dankt es mir. Denn Vitamin C ist ein starkes Antioxidans. Es unterstützt unseren Körper bei zahlreichen Aufgaben wie dem Aufbau einer Art Abwehrwand der Haut gegen Krankheitserreger und dem Abtöten von Mikroben.

Der Ursprung des Spruchs »sauer macht lustig« ist übrigens nicht eindeutig geklärt, es gibt jedoch verschiedene Theorien dazu. Eine davon besagt, dass er aus der Volksmedizin stammt, da saure Lebensmittel wie Zitronen angeblich den Körper entschlacken und dadurch zu einem besseren Wohlbefinden führen. Eine andere Theorie lautet, dass der Spruch aus dem Mittelalter stammt, als es üblich war, beim Essen stark gewürzte und saure

Speisen zu sich zu nehmen, um die Verdauung anzuregen und dadurch ein angenehmeres Völlegefühl zu erreichen.

Salzig

Salz ist ein unverzichtbares Würzmittel in unserer Küche. Trotz der Warnungen vieler Wissenschaftler:innen vor einem zu hohen Salzkonsum bleibt es ein wichtiges Element für unseren Körper. Interessanterweise geht der Ursprung des Sprichworts »Salz in der Suppe« zurück auf eine Zeit, als Salz noch als »weißes Gold« bezeichnet wurde und nur Wohlhabende damit ihre Speisen würzten. Das Wort Salär (das Gehalt) stammt übrigens von dem lateinischen Wort *salarium* (Salzration), weil Salz in der Antike nicht nur als Speisewürze, sondern auch als Konservierungsmittel wahnsinnig wertvoll war. Soldaten wurden früher teilweise mit Salz bezahlt.

Vor allem Ausdauersportler:innen sollten dringend auf genügend Salzkonsum achten. Den Berlin-Marathon schafft man nicht ohne und ja, auch für Kinder ist Salz überlebenswichtig. Das ist ein Grund für das gesteigerte Salzverlangen der Mutter während der Schwangerschaft. Die Wohlfühlmenge an hochqualitativem Salz für einen Erwachsenen beträgt circa 6 Gramm pro Tag. Es muss übrigens kein schweineteures Fleur de Sel für 80 Euro pro Kilogramm sein. Deutsches Steinsalz oder Ursalz sind genauso hochwertig und müssen zum Zwecke der Nachhaltigkeit nicht um den halben Globus geschippert werden. In diesem Sinne und um die wunderbare Taylor Swift zu zitieren: Shake it off.

Umami (an Fleischbrühe erinnernd)

Jedes Jahr zur Winterzeit kochte meine Uroma stundenlang ihren legendären Hühnereintopf. Egal, welches Rezept ich online recherchierte – nichts kam auch nur annähernd an diesen Geschmack heran. Dabei muss ich jedoch fairerweise eingestehen, dass meine Kochkünste unterirdisch sind und ich außer Bratkartoffeln eigentlich nichts sicher und zuverlässig beherrsche. Sehr zum Leidwesen meines Mannes Martin, der sich in unserem ersten Beziehungsjahr nicht traute zuzugeben, dass es um meine nicht vorhandenen Kochfähigkeiten wirklich schlimm steht, und still alles aß, was ich ihm vorsetzte. Sorry. Nun aber zurück zum eigentlichen Punkt.

Dieser an Fleischbrühe erinnernde Geschmack wird auch umami genannt und durch Glutamin- oder Asparaginsäure ausgelöst. Besonders häufig findet man Glutaminsäure in reifen Tomaten, Fleisch und Käse. Der herzhaft-würzige Geschmack von Fertiggerichten wird deshalb zum Beispiel durch Glutamat, das Salz der Glutaminsäure, verstärkt. Als Ökotante muss ich mich hier wieder einschalten. Glutamat wird eine neurotoxische Wirkung nachgesagt, auch wenn dies wissenschaftlich bisher nicht nachgewiesen werden konnte. Es soll nicht nur eine Appetitsteigerung im Gehirn auslösen, sondern auch Krankheiten wie Alzheimer und Parkinson stehen wahrscheinlich in einem engen Zusammenhang mit dem Konsum von Glutamat. Deshalb gern auf die Tiefkühlpizza verzichten und sich lieber mal wieder bei Oma blicken lassen.

Annes gesundes Eintopfrezept

Zutaten:

1 Zwiebel, gehackt
2 Knoblauchzehen, gehackt
2 Karotten, gewürfelt
2 Stangen Sellerie, gewürfelt
1 rote Paprika, gewürfelt
1 Dose Kidneybohnen, abgetropft und gespült
1 Dose gehackte Tomaten
3 Tassen Gemüsebrühe
1 Teelöffel gemahlener Kreuzkümmel
1 Teelöffel Paprikapulver
Salz und Pfeffer nach Geschmack
1 Tasse Quinoa

Zubereitung:

Erhitze etwas Öl in einem großen Topf und brate die Zwiebel und den Knoblauch an, bis sie weich sind.

Gib die Karotten, den Sellerie und die Paprika hinzu und brate alles für weitere 5 Minuten an.

Gib die Kidneybohnen, die gehackten Tomaten und die Gemüsebrühe hinzu und würze mit Kreuzkümmel, Paprikapulver, Salz und Pfeffer.

Lass den Eintopf für etwa 20 Minuten köcheln, bis das Gemüse weich und die Flüssigkeit etwas eingekocht ist.

Gib die Quinoa hinzu und koche sie für weitere 15 bis 20 Minuten, bis sie weich ist und die Flüssigkeit aufgenommen hat.

Serviere den Eintopf heiß und garniere ihn nach Belieben mit frischen Kräutern oder gerösteten Nüssen.

Guten Appetit!

Fühlen – wie wir uns mit Daumenlutschen und Küssen die Welt erschließen

Leider haben wir Menschen keine Fühler. Wir essen zu heiß, trinken zu kalt und sind so beschäftigt mit dem Job, der Familie und allem dazwischen, dass manchen von uns das Gefühl für den eigenen Körper im Lauf des Lebens abhandenkommt. Warum der Mund aber trotzdem wie ein Fühler funktioniert, erfährst du in diesem Kapitel.

Wir alle haben die Welt über den Mund kennengelernt. Schon in Muttis Bauch landete unser Daumen zur Beruhigung in der Schnute. Direkt nach der Geburt konnten wir automatisch saugen, lange bevor wir imstande waren, ein High Five zu geben. Während wir entspannt an Muttis Brust nuckeln, tasten und schmecken, bauen wir eine Beziehung zueinander auf. Das Stillen funktioniert bei gesunden Babys ganz ohne Training. Dass sich Zunge, Lippen und Gaumen dabei nicht verknoten, ist ja schon eine Leistung, nebenbei noch zu atmen eine ganz andere.

Weil dieses »Mund lernt Welt kennen«-Programm so gut funktioniert, benutzen wir es als Kleinkind auch für allerhand andere Dinge. Egal ob Spielzeug, Schlüssel oder Netzstecker – alles in unserer Reichweite wandert erst mal in den Mund, wo es befühlt, eingespeichelt und abgenuckelt wird. Der Mund hilft uns damit, die Welt zu verstehen und sie überhaupt erst einmal kennenzulernen. Ich stecke mir bis heute zu gern einen Stift in den Mund, wenn ich konzentriert bin. Auch wenn es bei Erwachsenen nicht mehr schicklich ist, zum Beispiel das iPhone in den Mund wandern zu lassen, ist auch für uns der orale Tastsinn weiterhin zentral. Warum kauen wir auf unseren Nägeln, wenn wir nervös sind oder in Gedanken versunken? Hier meldet sich unser inneres Kind und versetzt uns zurück in die orale Phase.

Wenn wir uns verlieben, dann fühlen wir der neuen Partnerin oder dem Partner als Erstes auf den Zahn, bevor wir sie oder ihn in unser Leben lassen. Warum führen eigentlich Schmetterlinge im Bauch dazu, dass wir unsere Lippen aufeinanderdrücken wollen? Eines kann ich hier schon mal verraten: Küssen ist gesund. Das ist wissenschaftlich belegt. Und zwar nicht nur, weil menschliche Berührung und gute Beziehungen uns generell guttun. Küssen ist wie ein Fitnessstudiobesuch für unsere Gesichtsmuskeln, es fördert die Produktion von Hormonen wie Adrenalin und Kortisol – das ist der chemische Cocktail, der fürs Kribbeln in unserem Bauch zuständig ist, uns so in Schwung bringt und auch mal aus einer depressiven Stimmung herausholen kann –, und Küssen stärkt außerdem unser Immunsystem. Es werden dabei nämlich verschiedene Bakterien und Viren ausgetauscht, was den Körper dazu anregen kann, Antikörper gegen diese Erreger zu produzieren. Wir wissen heute, dass Paare, die sich häufiger küssen, eine höhere Vielfalt an Bakterien in ihrem Speichel aufweisen, was auf eine größere Immunität gegenüber Krankheiten hinweist.

Je mehr Sinneszellen in einem Organ vorhanden sind, desto mehr Umweltreize können aufgenommen werden und desto grö-

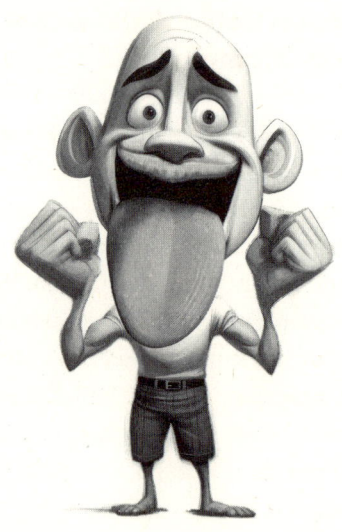

ßer erscheint dieses Organ im Gehirn. Und sagen wir es mal so: Unser Mund hat mit 10 000 Geschmacksknospen, die jede aus etwa 50 bis 100 spezialisierten Zellen bestehen, quasi den Sinneszellen-Jackpot geknackt.

Er ist so sensibel, dass wir selbst ein Haar zwischen den Zähnen bemerken. So bilden unser Mund und unsere Lippen wahre Informationsgiganten, vollgepackt mit Sinneszellen wie kein anderes Organ. Schlaue Menschen haben mit dem Homunkulus einmal versucht darzustellen, wie es aussehen würde, wenn unser Gehirn sich einen Bleistift geschnappt und uns gezeichnet hätte.

Unsere Zunge funktioniert sogar so genau, dass sie zwei Reize dann noch auseinanderhält, wenn sie nur einen halben Millimeter voneinander entfernt einwirken. Zum Vergleich: Unsere Oberschenkel können zwei räumlich getrennte Berührungsreize nur auseinanderhalten, wenn sie mehr als sechs Zentimeter voneinander entfernt liegen. Anfänger. ☺

Atmen – »Atemlos durch die Nacht«, über gutes und schlechtes Luftholen, Schnarchen und andere atemberaubende Momente

Mitte 20 stehe ich vor gepackten Umzugskartons und kann vor Frust über meine gescheiterte Ehe kaum mehr atmen. Tränen laufen wie ein Wasserfall über meine tiefschwarzen Augenringe, und mein Stresslevel explodiert derart, dass mein Brustkorb sich zuschnürt. Meine beste Freundin rät mir, einmal tief durchzuatmen. In diesem Moment erinnere ich mich an einen Extremsportler aus den Niederlanden, der Atemkurse anbietet. Meine Finger tippen schneller, als ich denken kann: »Wim Hof Atmung«, und ich starte ein 20-minütiges Work-out. Ein Wechsel aus tiefem Einatmen, Ausatmen und Luftanhalten lässt mich meinen Herzschlag wieder hören und bringt mich zurück zu mir.

»So einfach wie Atmen« sagt sich so leicht. Aber richtig zu atmen ist gar nicht so einfach. Eine gesunde Atmung erfordert neben der richtigen Atemtechnik auch die Kenntnis der physischen Gegebenheiten im Mund- und Nasenraum. Für eine gesunde Atmung sind verschiedene Teile wichtig. Die Nase dient als Filter und erwärmt sowie befeuchtet die eingeatmete Luft, bevor sie in die Lunge gelangt. Der Mund kann bei Bedarf zusätzlich zur Nasenatmung genutzt werden, um mehr Luft aufzunehmen. Der Rachen, der Kehlkopf und die Luftröhre leiten die Luft in die Lunge. Die Muskulatur im Zwerchfell, den Rippen und dem Brustkorb ermöglicht die Bewegung der Atemmuskulatur und somit das Ein- und Ausatmen. Richtiges Luftholen ist also Teamwork. Es gibt so einiges, was eine gesunde Atmung fördern oder behindern kann. Dabei ist ein Legostein in der Nase nicht das Verrückteste, was ich je gesehen habe.

Als Baby atmen wir ganz natürlich durch die Nase und nutzen den Freiraum im Mund zum Fühlen. Bis zum sechsten Monat haben wir deshalb bei einer verstopften Popelnase ernsthafte Probleme, Luft zu bekommen. Doch als Erwachsene verlernen wir oft diese natürliche Atemtechnik und benutzen immer mehr den Mund, was einen Rattenschwanz von Problemen nach sich zieht.

Hier kommen Atemtrainings wie die von Wim Hof oder Yogis mit Pranayama ins Spiel, die uns helfen können, zu unserem kindlichen Atemmuster zurückzufinden. Neueste medizinische Studien zeigen, warum Atemlosigkeit nur in Songtexten positiv klingt. Hierzu eine kleine Geschichte:

Jennifer brauchte endlich mal wieder Urlaub. Der Job wurde in letzter Zeit immer stressiger. Also zögerte sie nicht lange und buchte den nächsten Flug nach Malle. Nur mit einem Buch bewaffnet macht sie es sich auf einem Strandtuch mit Blick gen Meer gemütlich. Sie atmet tief durch die Nase ein. Die zarte Meeresbrise wird durch ihre Nasenhaare nicht nur gereinigt, sondern durch die Schleimhaut zusätzlich befeuchtet und erwärmt. Im Vorbeifliegen grüßt die Atemluft ihren Riechnerv mit einem freundlichen »Servus«, der sich dadurch wiederum daran erinnert, mal wieder bei seinem Chef – Paul Parasympathikus, dem beruhigenden Nervensystem – anzurufen.

»Du, Paul, ich glaub, wir alle könnten mal wieder ein bisschen Urlaub gebrauchen.« Weil Paul Parasympathikus ein echter Kumpeltyp ist, schaltet er den Erholungsmodus ein. Wenn der Ruhenerv, der auch als Vagusnerv bekannt ist, aktiviert wird, bewirkt er eine Verringerung der Herzfrequenz und eine Senkung des Blutdrucks. Außerdem fördert er die Verdauung und reduziert den Stress im Körper.

Das alles passiert durch die Freisetzung von Acetylcholin und anderen Neurotransmittern, die wiederum eine Entspannungsreaktion auslösen. Nur kurze Zeit später döst Jennifer ein, und ihr Körper beginnt zu regenerieren.

Hätte sie durch den Mund geatmet, hätte sich jedoch ein ganz anderes Szenario zugetragen …

Jennifer atmet tief durch den Mund ein und spürt die kalte Meeresbrise auf ihrem Gesicht. Doch was sie nicht weiß, ist, dass ihr Körper aufgrund der Mundatmung gerade in Alarmbereitschaft versetzt wird. Das aktivierende Nervensystem, der Sympathikus, wird durch die Mundatmung stärker stimuliert und löst eine Flut von Stresshormonen wie Adrenalin und Noradrenalin aus. Jennifer wird unruhig, und ihr Herzschlag beschleunigt sich. Sie fragt sich, ob sie den Herd angelassen hat oder ob es hier Spinnen gibt.

Diese Situation zeigt, dass die Art der Atmung eine wichtige Rolle für unser Wohlbefinden und unsere Gesundheit spielt. Mundatmung kann nicht nur Stress und Ängste auslösen, sondern auch andere unangenehme körperliche Symptome bewirken. Zum Beispiel kann sie zu mehr Zahnsteinbildung und Schnarchen führen. Darunter leidet dann auch der Partner.

Fazit dieser Geschichte: Jennifer kann also durch bewusste Nasenatmung ihren Körper und Geist ins Gleichgewicht bringen. Und was Jennifer kann, kannst du auch. ☺

Richtige Atmung klingt nicht nur besser, sie macht uns auch gesünder. Es gibt mehrere Studien, die einen Zusammenhang zwischen Mundatmung und ADHS vermuten lassen, jedoch ist die Evidenzlage noch nicht eindeutig.

Die Studie »The Link between Pediatric Obstructive Sleep Apnea (OSA) and Attention Deficit Hyperactivity Disorder (ADHD)« von Forscher:innen der Universität Basel aus dem Jahr 2021 untersuchte genau diesen Zusammenhang zwischen der Atmung während des Schlafs und ADHS-Symptomen bei Kindern. Dabei wurde festgestellt, dass Kinder mit ADHS häufiger unter nächtlicher Mundatmung leiden als Kinder ohne ADHS. Die Autor:innen der Studie vermuten, dass nächtliche Atmungsstörungen wie zum Beispiel obstruktive Schlafapnoe bei Kindern mit ADHS zu vermehrten Symptomen führen können.

»Atemlos durch die Nacht« sollten wir deshalb bestenfalls nur auf Helene-Fischer-Konzerten mitträllern und nicht zum Schlafcredo werden lassen.

Selbst mit weltmeisterlicher Putztechnik und einem Speiseplan, der sogar Gwyneth Paltrow vor Neid erblassen lassen würde, führt ein trockener Mund unweigerlich zu Löchern in den Zähnen. Das ist so sicher wie das Amen in der Kirche. Steht der Mund dauernd offen, produzieren unsere Speichelfabriken automatisch weniger Spucke, was unsere pyramidenbauenden Bakterien auf den Zähnen animiert und damit architektonische Wunder in Form von Zahnstein entstehen lässt. Wenn du schon mal erkältet warst, weißt du ja, wie das ist. Der Mund wird trockener als die Sahara, und du fragst dich, ob du jemals wieder schlucken kannst. Ein zu kurzes Zungenband kann übrigens genauso atemberaubend sein wie ein gestörter Lippenschluss. Denn auch hier steht der Mund offen und führt zu Zahnproblemen und natürlich einem fantastischen Schnarchkonzert.

Da hilft in manchen Fällen nur eins: Ab zum Kieferorthopäden! Denn die sind nicht nur dafür da, um Zähne zu begradigen, sondern auch, um die richtigen Platzverhältnisse für eine gute Nasenatmung zu schaffen. Denn mal ehrlich, wer will schon ständig mit offenem Mund herumlaufen und wie ein Goldfisch aussehen?

Wenn du deine Lebensqualität wirklich verbessern willst, solltest du am besten jeden Morgen mit 30 tiefen Atemzügen durch die Nase starten. Das bringt nicht nur frischen Wind in deine Lungen, sondern auch in dein Leben. Also atme dich gesund und lass den Mund zu.

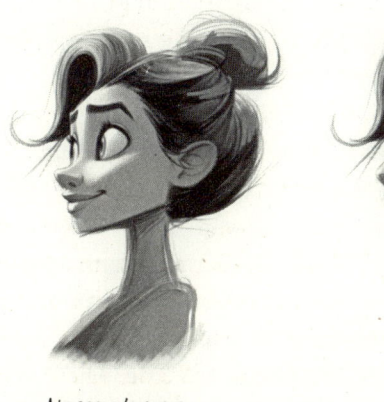 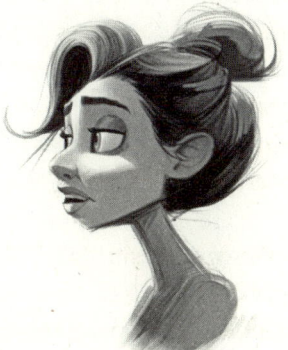

Nasenatmung   Mundatmung

Annes Tipps für die richtige Atmung

1. Atme durch die Nase ein: Die Nase filtert, erwärmt und befeuchtet die Luft, die in die Lungen gelangt. Dadurch kann dein Körper den Sauerstoff besser aufnehmen.
2. Atme langsam und tief: Vermeide flache und schnelle Atemzüge. Atme stattdessen langsam und tief in den Bauch ein und lasse die Luft langsam wieder heraus.
3. Atme rhythmisch: Versuche, eine gleichmäßige Atmung zu entwickeln, indem du beispielsweise ein bestimmtes Verhältnis zwischen Ein- und Ausatmung beibehältst.
4. Atme bewusst: Nimm dir Zeit, um dich auf deine Atmung zu konzentrieren. Atme tief durch, um Stress abzubauen.
5. Übe regelmäßig: Je öfter du bewusst atmest, desto einfacher wird es, eine gesunde Atemtechnik zu entwickeln.

Immunabwehr – warum wir alle Weltmeister sind

Mein Vater und ich verbrachten gern die Nächte damit, gemeinsam Boxen zu schauen. Wenn Mike Tyson im richtigen Moment auch nur ein Mal traf, hatte der Gegner keine Chance. Henry Maske dagegen zermürbte sein Gegenüber mit vielen kleinen Angriffen. Unser Immunsystem steht rund um die Uhr mit beiden im Ring. Um uns rum schwirren lauter Krankheitserreger, die uns am liebsten dauerhaft auf die Bretter schicken würden. Doch unser Körper verfügt über weltmeisterliche Schutzmechanismen.

Unser Mund ist die Eingangspforte zum Körper, und da er ständig mit einer Unmenge an verdächtigen Zeitgenossen konfrontiert wird, muss er über ein exzellentes Security Team verfügen. Unsere Spucke enthält nicht nur einen Haufen Immunzellen, sondern trägt auch dazu bei, dass Viren & Co. sich nicht so leicht an den Innenwänden des Mundes festhalten können. Während man früher dachte, Bakterien würden unsere Gesundheit ruinieren, wissen wir heute, dass wir ohne sie ruiniert wären. Pro Tag schicken wir über die Spucke 1 bis 3 Gramm Bakterien auf die Reise Richtung Darm, über unser Essen noch weit mehr. Ob im Darm oder Mund – Bakterien sind Teamplayer und kleine Tratschtanten. Sie tauschen sich zwar nicht über die Affäre vom Nachbarn oder der Nachbarin aus, aber zum Beispiel darüber, wer sich noch so alles blicken lässt oder Bock hat, beim Pyramidenbau mitanzupacken – Wissenschaftler:innen nennen den Kaffeeklatsch der Bakterien »quorum sensing«. Gemeinsam schaffen Bakterien so einiges. Im besten Fall helfen sie bei der Verdauung oder anderen wichtigen Prozessen mit, im schlechtesten Fall fordern sie unser Immunsystem zu einem Kampf heraus.

Spätestens, wenn sie am Waldeyer-Rachenring angekommen sind, ist für den Großteil aller krank machenden Rowdys im Mund trotzdem Feierabend. Das ist der Bereich, den wir im Spiegel nur sehen, wenn wir den Mund ganz weit aufreißen und die Zunge rausstrecken. Hier findest du auch deine Rachenmandeln, die kleinen Kugeln links und rechts oben im Rachen, die du normalerweise nicht begutachten kannst, weil sie so gut versteckt sind. Im Gegensatz dazu liegen deine Gaumenmandeln seitlich am Gaumen und sind viel besser sichtbar.

Normalerweise gehen unsere Mandeln sieben Jahre lang zur Schule und lernen, wer oder was reindarf und wer im hohen Bogen wieder nach draußen befördert wird. Aber wie funktioniert dieser Prozess eigentlich genau?

In unserem Mund arbeiten diverse Teamplayer daran, uns gesund zu halten. Die Lippen und die Zunge arbeiten Hand in Hand, um Nahrung zu erfassen und zu entscheiden, was weiterdarf. Die Mandeln haben die wichtige Aufgabe, Erreger wie Bakterien oder Viren aufzufangen und zu bekämpfen, um eine Infektion des Körpers zu verhindern. Sie arbeiten eng mit anderen Teilen des Immunsystems zusammen, wie zum Beispiel den Lymphknoten, und

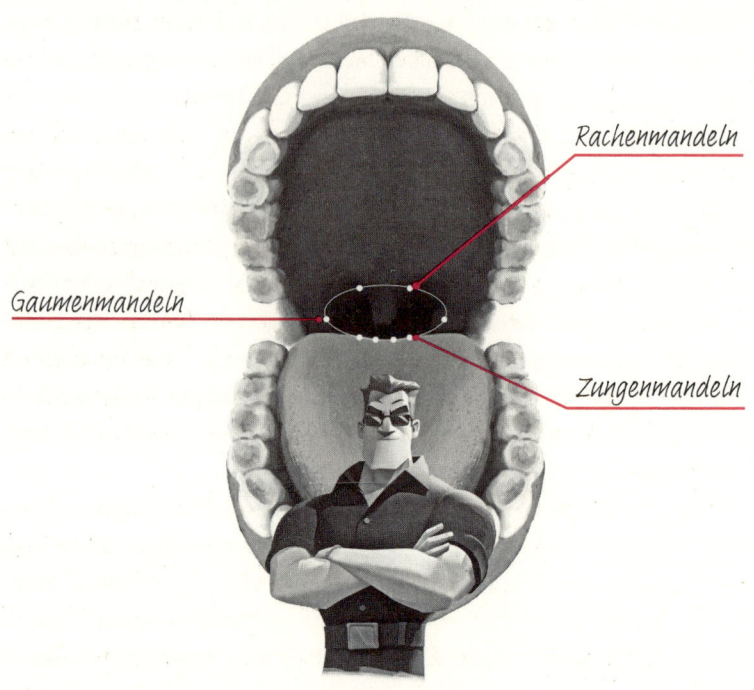

Rachenmandeln

Gaumenmandeln

Zungenmandeln

Der Waldeyer-Rachenring

sind so etwas wie die Staatspolizei unseres Körpers. Die Mandeln sind Teil der angeborenen Immunabwehr und haben die Fähigkeit, sich wie Mystique von den X-Men an die Erreger anzupassen und sie zu bekämpfen.

Manche Mandeln werden jedoch ein bisschen übereifrig und wachsen über das Ziel hinaus. Zu moppelige Mandeln können richtig Probleme machen, weshalb Hals-Nasen-Ohren-Ärzt:innen einen großen Teil ihrer Patient:innen direkt nach der Einschulung kennenlernen.

»Lachen reinigt die Zähne« – besagt ein altes afrikanisches Sprichwort. Das allein reicht vielleicht noch nicht aus, um sich beim nächsten Zahnarztbesuch ein Bienchen ins Muttiheft eintragen zu lassen, aber warum die tägliche Gesichtsakrobatik zig Vorteile mit sich bringt, möchte ich dir im Folgenden erklären.

Unser Alltag ist stressig – davon können wir alle ein Lied singen. Als wäre es nicht schon schwer genug, Homeoffice, Hobby und Haushalt unter einen Hut zu bringen, wird auch noch ständig erwartet, das alles mit guter Laune zu machen. Sich bloß nicht stressen lassen – immerhin schadet Stress der Gesundheit. Doch was hilft dagegen? Tatsächlich etwas an sich sehr Simples: lächeln! Das klingt zunächst einmal unglaublich, wurde aber tatsächlich von mehreren psychologischen und medizinischen Studien bestätigt. Lächeln stärkt nachweislich das Immunsystem und erhöht die körpereigenen Selbstheilungskräfte.

Es ist Sonntagabend, und ich habe es geschafft, meinen Partner Martin zu einer romantischen Liebeskomödie zu überreden. Jude Law gesteht Cameron Diaz seine Liebe, und genau in diesem Moment passiert es. Der Döner von heute Mittag meldet sich, und während ich noch versuche zu unterdrücken, was sich da ankündigt, ist es bereits geschehen. Ich habe zum ersten Mal vor Martin gepupst. Nicht leise und niedlich. Gäbe es einen Pupswettbewerb, stünde ich sicher auf einem Treppchen, aber vorerst empfinde ich nur Scham.

Martin beginnt zu lachen. Sein Lachen ist ansteckend. Meine Lippenenden bewegen sich unweigerlich Richtung Nase. In diesem Moment feuern bereits Millionen Nervensignale an meine Hauptzentrale: »Produktion an!« Die Glücksboten beginnen, ihr Pulver zu verschießen, Endorphin und Serotonin machen sich auf die Reise. Zeitgleich werden Wachstumshormone ausgeschüttet, die meinem Immunsystem einen Boost geben und es widerstandsfähiger machen. Ich spüre eine innere Kraft, die stärker wird.

Nein, warte, das ist ein anderer Film … Den Streit von heute Nachmittag darüber, wer mal wieder vergessen hat, den Müll runterzubringen, und damit einen Minizoo im Mülleimer herangezüchtet hat, beginne ich zu vergessen. Mein Adrenalin- und mein Cortisolspiegel sinken, das Stressgefühl lässt nach, und ich kuschele mich in offensichtlicher Amnesie an die Schulter meines Mannes. Bereits eine Tüte Chips ist – trotz Diätvorhaben – in meinem Bauch gelandet.

Ob ich ein schlechtes Gewissen habe? In dem Wissen, dass zehn Minuten lachen circa 50 Kalorien verbrennt und dabei neben 134 Muskeln auch meine Bauchmuskeln trainiert werden, habe ich mich heute für einen Filmmarathon anstelle des anstrengenden Bauch-Beine-Po-Kurses im Fitnessstudio entschieden. Einfach so nebenbei pustet das Lachen gerade meine verstopften Arterien frei, erweitert meine Blutgefäße und ermöglicht meinem Körper damit, dass mehr Blut durch seine Adern fließen kann. Die Rückenschmerzen von vorhin sind durch die angekurbelte Produktion entzündungshemmender und schmerzstillendender Stoffe wie Dopamin und Oxytocin fast vergessen.

Das alles passiert, wenn wir lachen. Es ist also durchaus legitim zu sagen, dass Lachen die beste Medizin ist, solange man keinen Durchfall hat. In der heutigen Zeit möchte ich sogar betonen, dass nichts ansteckender ist als ein Lachen und gute Laune.

Sprechen – das Herz auf der Zunge tragen: Ein Hoch auf die große Klappe

Der Mund erlaubt es uns, als Teil einer Gruppe, mit anderen Menschen Verbindung über Sprache aufzunehmen. Wenn man so möchte, ist das die Grundlage, warum überhaupt gesellschaftliche Strukturen, Kultur oder Religion entstehen konnten. Laute, auf die wir uns geeinigt haben und die wir mit dem Mund machen, formten Sprache, mit der wir uns heute über den Globus hinweg verständigen und uns mit der besten Freundin über die letzte Folge von *Sex and the City* austauschen können.

Die Erfindung des Feuers veränderte für uns alles. Wie hätten wir den Trick mit dem Holz aber ohne Sprache weitererzählen wollen? Uns in großen Gruppen zusammenzuschließen revolutionierte unser Leben von Grund auf. Das alles wäre ohne Sprache nicht möglich gewesen, und ohne unseren Mund wären wir für immer stumm geblieben.

Dabei ist die Bewegung des Mundes und der Lippen beim Sprechen absolute Feinstarbeit und muss ständig nachjustiert werden. Ohne dieses perfekte Zusammenspiel würden wir alle lallen wie Hans Dieter im mallorquinischen Megapark nach fünf Maß Bier und mit 3/8 im Schacht. Beim Sprechen ist also eine perfekt einstudierte Choreografie nötig, um die Stimmbänder, den Kehlkopf, die Mundhöhle, die Zunge und die Lippen zu kontrollieren.

Das Ganze beginnt mit einem Atemzug, der von den Lungen durch die Luftröhre gepumpt wird. Wenn die Luft die Stimmbänder passiert, werden sie durch die Muskelkontraktionen im Kehlkopf gespannt und vibrieren, wodurch Klang erzeugt wird. Je nachdem, wie stark gespannt die Stimmbänder sind, wird die Tonhöhe des Klangs gesteuert. Hier entscheidet sich auch, ob deine Stimme soundtechnisch eher Adele oder einer Krankenwagensirene entspricht.

Der Klang wandert dann durch den Rachen und trifft auf die Zunge und Lippen. Die Zunge zeigt daraufhin eine perfekte Tanzeinlage, um verschiedene Laute zu erzeugen. Die Lippen und Zähne steigen mit ein, um den Sound zu perfektionieren. Vergisst die Zunge ihre Choreografie und torkelt verwirrt umher, hört man das als »Lispeln«. Bilden sich einmal falsche Sprechmuster, ist es meist ein Drahtseilakt, die richtige Choreografie wieder einzustudieren. Kinder, die »im Sommer scheint die Sonne« nicht ohne Probleme aussprechen können, dürfen gern schon vor Schulbeginn eine Logopädin kennenlernen.

Wenn du Sänger:in, Schauspieler:in oder Entertainer:in werden willst, dann sind Zahnärzt:innen deine Freund:innen. Fehlender

Platz im Mund führt zu fehlendem Resonanzraum für die Stimme. Der Mund ist dein Instrument. Wie attraktiv deine Stimme ist, entscheidet sich nicht nur an den Stimmbändern oder im Zwerchfell, sondern auch im Mund. Klar, dein Zwerchfell ist ein wichtiger Spieler beim Singen. Es sitzt unter deinen Lungen und hilft, Luft auszustoßen, damit du Töne erzeugen kannst. Schiefe Zähne, müde Lippen oder die verwirrte Zunge machen aus der Whitney-Houston-Gesangseinlage aber schnell ein Desaster.

Ich kann mich noch an meine erste Gesangsstunde erinnern. Statt wie Mariah Carey aus L.A. hörte ich mich eher an wie Rudi Rölpsgesicht aus Pforzheim beim feuchtfröhlichen Karaokeabend mit den Saufkumpels. Mein großes Glück war mein Vocalcoach Onita, die ihr Handwerk wirklich verstand und mir erst einmal die Anatomie des Singens erklärte. Die richtige Atmung, die Lage meiner Zunge, meine Kopfhaltung und meine gesamte Körperspannung formten dann sofort den Klang, den ich eigentlich erzeugen wollte.

Beim Singen wird durch den Einsatz von verschiedenen Muskeln und Atemtechniken mehr Kontrolle über die Spannung der Stimmbänder ausgeübt, um eine bestimmte Tonhöhe oder einen bestimmten Ton zu erzeugen. Gute Sänger:innen lernen, wie sie ihre Mundform und Zungenposition anpassen können, um bestimmte Töne oder Klangfarben zu modellieren. Zusätzlich zu Stimmbändern, Mund und Zunge verwenden Sänger:innen auch die Brust- und Kopfstimme, um eine größere Reichweite von Tönen zu erreichen. Durch die Verwendung der Bruststimme wird die Tonproduktion in den tieferen Tonlagen erleichtert, während die Kopfstimme höhere Töne ermöglicht. Richtiges Singen ist also wie Joggen für die Stimmbänder. Nur ohne Schwitzen und mit mehr Applaus.

Wir lernen übrigens sprechen, indem wir unsere Eltern imitieren. Deshalb an alle Muttis und Vatis: Sprecht klar und deutlich. Babysprache klingt nicht nur für Kinderlose lächerlich, sondern hilft eurem Kind kein Stück.

Kauen & verdauen – die Rezeption des Darms

Lässig gelangweilt kaut der Topanwalt Harvey Specter auf einem Kaugummi, während ihm seine Sekretärin Donna den nächsten Fall serviert. Fürs Mittagessen bleibt heute aber keine Zeit, und so würgt sich Harvey auf dem Weg zum Gericht noch schnell einen Hotdog rein. Mein Herz weint. Nicht weil ich weiß, dass Harvey und Donna eigentlich zusammengehören und er es ihr doch endlich sagen soll, sondern weil Harvey wie die meisten Menschen vergisst, sich Zeit für das zu nehmen, was nachweislich gesund ist: kauen.

Spoileralarm: Harvey und Donna kommen am Ende zusammen, und wer länger kaut, lebt auch länger.

Mindestens genauso spannend wie die Serie *Suits* ist das, was passiert, wenn wir uns einen Snack genehmigen. Ich habe lange darüber geschwallert, was der Mund so alles kann. Kommen wir nun zur Königsdisziplin, wenn man so will – dem Kauen. Um hier Höchstleistungen zu bringen, brauchen wir den vollen Einsatz aller Teamplayer des Mundes.

Und da kommt auch schon der Anpfiff durch einen der Kaumuskel. Der äußere Flügelmuskel öffnet den Mund. Die Lippen und Zähne machen sich bereit für ihren Einsatz. Schon vor dem Abbeißen feuern die Spuckefabriken mit vollem Karacho und schicken einen ihrer wichtigsten Männer aufs Spielfeld – das Enzym Amylase. Es »schneidet« im Grunde genommen lange Kohlenhydratketten in kleinere Stücke, die dann leichter von deinem Körper aufgenommen werden können. Das ist ein wichtiger Prozess, um Energie aus der Nahrung zu gewinnen und deinen Körper mit dem Treibstoff zu versorgen, den er braucht.

Solange unsere Backenzähne sie mit ihrer perfekt einstudierten Choreografie aus Auf-, Ab- und Seitwärtsbewegungen motivieren, spaltet die Amylase fleißig die Stärke in unserem Essen. Die Backenzähne sind aber nicht nur die Cheerleader, sie können mit bis zu 100 Kilogramm fast schon kleine Ziegelsteine zerquetschen und zerkleinern. Unser großer Kaumuskel animiert weiter die Spucke-fabriken und sorgt dafür, dass die Backenzähne nicht müde wer-den. Seine Kumpel – der innere Flügelmuskel und der Schläfen-muskel – unterstützen ihn in seinem Vorhaben. So lange, bis ein flüssiger Brei entsteht, bleibt das Spiel spannend. Wir nähern uns dem Finale. Das Stadion bebt …

Die Zunge drückt die Matschepampe mit maximaler Power wei-ter zwischen die Zähne, um sie schlussendlich auf die Poleposition in den Rachen zu setzen. Bevor es jedoch so weit ist, hat der rote Teppich unseres Mundes überprüft, ob nur geladene Gäste anwe-send sind. Mithilfe der zahlreichen Geschmacksknospen hat die Zunge potenziell giftige oder verdorbene Speisen enttarnt und den Würgereflex, falls nötig, aktiviert. »Alles roger – freie Fahrt«, heißt es im besten Fall, und so übergibt unser Mund das, was aus dem Käsekuchen geworden ist, an die Speiseröhre.

Wird das Team im Mund faul und bereitet unser Essen nicht mehr fein zerteilt für unseren Magen und Darm vor, kriegen wir direkt die Quittung mit Verstopfungen, Blähungen oder Durch-fall. Unzerkauten Lebensmitteln kann unser Körper schlechter die wichtigen Nährstoffe und Energie entziehen. Nicht nur das macht uns langfristig krank. Wissenschaftler:innen der University of Manchester fanden heraus, dass wir in den Schleimhäuten des Mundes und Rachens kleine Türsteherzellen(TH-17) haben, die ge-sundheitsschädlichen Keimen den Zutritt verwehren. Je intensiver wir kauen, desto mehr Türsteherinnen werden gebildet.

»Wer länger kaut, lebt auch länger« und »Gut gekaut, ist halb verdaut« sind deshalb keine langweiligen Schlaumeiersprüche, sondern smarte Weisheiten. Wer achtsam isst, spart statistisch ge-sehen nicht nur Kalorien, sondern langfristig die Besuche beim Onkel Doc.

AM ZAHN DER ZEIT

Im Lauf unseres Lebens unterliegen wir verschiedenen Veränderungen, und auch unsere Zähne bleiben von diesen nicht verschont. Jede Altersperiode hat ihre Besonderheiten und stellt bestimmte Anforderungen an die Zahngesundheit. Deshalb ist es sinnvoll, sich in jeder Lebensphase regelmäßig die Zähne anzuschauen und gegebenenfalls entsprechende Maßnahmen zu ergreifen.

Durch die Verbindung der Zähne mit dem restlichen Körper über das bereits beschriebene Autobahnnetz können kleine Löcher große Auswirkungen auf unsere gesamte Gesundheit haben. Warum ein knackendes Kiefergelenk zu Rückenschmerzen führen kann oder warum eine professionelle Zahnreinigung nicht nur für die Zähne, sondern auch das Gehirn als Vorsorgeuntersuchung gesehen werden kann, erfährst du auf den nun folgenden Seiten.

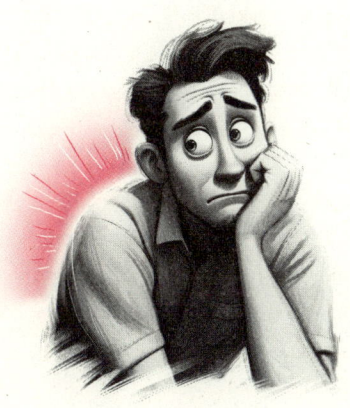

Jedes Kind kostet einen Zahn: Die Schwangerschaft

Die Entstehung eines Kindes ist etwas Magisches. Behütet und beschützt wächst ein Haufen Zellmasse in Mamas Bauch, der ihn binnen mehr oder weniger neun Monaten fast zu einem Medizinball formt. Unendliche Glücksgefühle wechseln sich ab mit Heißhungerattacken auf saure Gurken mit Nutella, und die Freude über den ersten Tritt des Sprösslings wird allerhöchstens kurzzeitig unterbrochen von der typischen morgendlichen Übelkeit. Nicht nur das Energiekonto der werdenden Muttis wird in dieser Zeit strapaziert, auch ihre Zähne müssen einiges aushalten.

Warum Mamas trotzdem manchmal aufs Zähneputzen verzichten sollten und regelmäßige Dates mit dem Zahnarzt auch in monogamen Beziehungen völlig okay und sogar empfehlenswert sind, klären wir in diesem Kapitel.

Wie wird aus einem Zellklumpen ein Mensch?

Wir sind alle aus einem Zellklumpen durch das Wunderwerk der Natur entstanden, und vielleicht hatten wir einfach nur Glück in der Evolution, dass wir uns nicht wie mein Hund Olaf und andere Hunde gegenseitig am Po beschnüffeln, sondern Small Talk über die neue *Bachelor*-Staffel betreiben.

Wenn es aber darum geht, wie unser Gesicht aussieht, hat unser Mund ein entscheidendes Wörtchen mitzureden. Manch einer hat nicht nur sprichwörtlich eine große Klappe, und ganz nebenbei verraten unsere Zähne auch so einiges über unseren Charakter. Schüchterne kleine Mäuse haben eher nach innen gekippte Zähne. Die extrovertierte Rampensau erkennt man manchmal auch am Gebiss. Für FBI-Agent:innen ist dieses Wissen vielleicht nicht überlebenswichtig, aber um beim nächsten Teammeeting anzugeben, reicht es allemal. Woher das kommt, erkläre ich noch.

Ähnlich wie der Bau eines Wolkenkratzers folgt die Entwicklung des Mundes von den ersten Anlagen vor der Geburt bis zum fertigen Gebiss beim Kleinkind einem wahnsinnig ausgetüftelten Bauplan. Beide brauchen in der Regel zwei bis drei Jahre, bis alles tippitoppi fertig ist. Nach sechs Jahren beginnen erste Renovierungsarbeiten. Da fliegen ein paar Zähne raus und werden durch neue ersetzt. Nach weiteren sechs Jahren haben wir die finale Ausstattung.

Kleinste Fehler im Bau wie zum Beispiel ein vergessener Aufzug oder ein vergessener Zahn führen dazu, dass die Arbeit für alle anderen Beteiligten erschwert wird. Große Abweichungen des Standardbauplans lassen im schlimmsten Fall das gesamte Gebäude einstürzen oder führen bei Kindern zu Fehlbildungen wie der Lippen-Kiefer-Gaumenspalte. In Europa kommt eines von 500 Babys mit solch einer Spaltbildung zur Welt. Als Kinderzahnärztin ist es meine Aufgabe, »Spaltkinder« frühzeitig zu erkennen und an die Fachzentren zu überweisen. Hier wird gemeinsam mit Mund-Kiefer-Gesicht-Chirurg:innen und Kieferorthopäd:innen ein Therapiekonzept erstellt. Beide Fachdisziplinen müssen Hand in Hand miteinander arbeiten. Eine Handvoll Koryphä:innen erreicht mittlerweile beeindruckende Ergebnisse in der Behandlung, sodass die Betroffenen im Erwachsenenalter kaum Einschränkungen mehr haben.

Jeder Wolkenkratzer hat seine Besonderheiten, und keiner gleicht zu 100 Prozent einem anderen. Das gilt auch für unser Gesicht und im Speziellen für unseren Mund. Jeder und jede von uns ist ganz individuell, aber es gibt nur eine menschliche Spezies, der wir alle angehören. NPD left the chat …

Doch zurück zum Kugelbauch und der Entwicklung unseres Mundes. In dem Moment, wenn die meisten Frauen von ihrer Schwangerschaft erfahren und das erste Ultraschallbild stolz in den Händen halten, sind schon klitzekleine Anlagen für unser persönliches Esszimmer vorhanden. Bereits 44 Tage nach der Befruchtung startet die heiße Phase, in der sich die ersten Babyzähnchen entwickeln. Wie funktioniert das? Bei der Entwicklung im Mutterleib bildet sich entlang des Randes des Mundes eine verdickte Stelle des Gewebes, die als »Zahnleiste« bezeichnet wird. Diese Zahnleisten sind die ersten Anlagen für deine Milchzähne.

Während du fröhlich im Kugelbauch chillst, wachsen deine Zahnleisten weiter und teilen sich in Bereiche für verschiedene Arten von Zähnen auf, wie zum Beispiel Schneidezähne, Eckzähne, Prämolaren und Molaren. Das ist nur möglich, weil unsere Zellen und Moleküle im Mundbereich hitzige Diskussionen führen und wie in einem guten Teammeeting alle wichtigen To-dos besprechen. Nach dem Durchbruch der Milchzähne bilden sich weitere Zahnleisten für die bleibenden Zähne.

Jetzt geht alles rasend schnell: Mit acht Wochen macht der einstige Zellklumpen die ersten Tasterfahrungen über – wie sollte es anders sein – den Mund. »Teamwork makes the dream work« ist die Devise. Unsere Zunge gibt dem Gaumen durch eine Kuscheleinheit kurze Zeit später das Signal: »Fang an zu wachsen – ich brauch Platz!« Zum Einschlafen und Beruhigen landet bei den meisten von uns jetzt zum ersten Mal der Daumen im Mund.

Eine Premiere jagt hier die nächste. Fühlt sich an wie Hollywood. Denn von nun an kann der Fötus zu jeder Tages- und Nachtzeit beliebig oft das zuckersüße Fruchtwasser seiner Mutti schlürfen. Zeitgleich werden die ersten Geschmacksknospen sichtbar. Zwischen dem fünften und siebten Schwangerschaftsmonat soll unser Geschmackssinn angeblich so wahrnehmungsfähig sein wie bei den meisten Menschen später nie wieder. Die wahren Gourmets befinden sich also im Mutterleib.

Die Mund-Volution:
Step by Step vom Zellhaufen zum Zahnpastalächeln

Entwicklungszeitpunkt	Beschreibung
4. bis 5. Schwangerschaftswoche	Bildung der Mundvorstufe und der primitiven Mundbucht
6. bis 8. Schwangerschaftswoche	Bildung der Lippen, des Gaumens und der Zunge
9. bis 12. Schwangerschaftswoche	Bildung der Zahnleisten
13. bis 16. Schwangerschaftswoche	Beginn der Zahnbildung und Entwicklung des Speichels
17. bis 20. Schwangerschaftswoche	Bildung der Milchzähne und des Zahnschmelzes
21. bis 24. Schwangerschaftswoche	Weiterentwicklung des Zahnschmelzes und der Zahnwurzeln
25. bis 28. Schwangerschaftswoche	Fertigstellung der Milchzähne und Entwicklung des Kiefers

Unterschiedliche Startbedingungen – kann man schlechte Zähne erben?

Mein Mann Martin ist ein wahres Schleckermäulchen. Täglich landet mindestens ein Schokoriegel in seinem Mund, und trotzdem ist kein Loch weit und breit zu erkennen. Schokoriegeln kann ich widerstehen, aber Vanilleeis mit Karamellsoße ist neben einer Packung Sour Creme & Onion-Chips mein Kryptonit. Sündige ich zwei Tage hintereinander, kann ich förmlich fühlen, wie sich ein kleines Loch in meinen Zähnen bildet. Meiner Mutter geht das ganz ähnlich. Warum ist das so? Sind schlechte Zähne vielleicht vererbbar?

Ja und nein.

Bereits drei Monate vor der Schwangerschaft legen unsere Eltern die Grundlage dafür, welche Softwareprogramme in unseren Zellen ablaufen. Die Programme können wir im Lauf unseres Lebens zwar umschreiben, die Hardware bleibt jedoch dieselbe. Im Prinzip programmieren Mama und Papa unsere Werkseinstellung.

Die regelmäßigen Updates der Programme machen wir dann wiederum selbst durch unseren Lifestyle und Speiseplan. Das Ganze nennt man biologische Prägung, und es ist so spannend, dass wir heutzutage zum Beispiel schon sehr genau die Dos & Don'ts kennen, um unseren Kindern von Geburt an physisch optimale Startbedingungen zu ermöglichen.

Der Zeitpunkt drei Monate vor der Schwangerschaft spielt eine wichtige Rolle bei der biologischen Prägung, da in diesem Zeitraum entscheidende Entwicklungen im Körper der zukünftigen Mutter und des Vaters stattfinden. In dieser Phase werden die Qualität und die genetische Programmierung der Eizellen und Spermien festgelegt. Die Lebensweise der Eltern, einschließlich ihrer Ernährung, ihres Lebensstils und möglicher Umwelteinflüsse, kann die Genexpression und die epigenetischen Markierungen (Software) in den Zellen beeinflussen.

Oft benutzen Eltern ihre eigenen Gene als Entschuldigung für die Löcher in den Zähnen ihrer Kids. Streng genommen werden schlechte Zähne aber nicht vererbt, sondern entstehen erst durch falsche Essgewohnheiten. Dass hier und da mal ein ganzer Zahn von Anfang an fehlt, kann jedoch wirklich an Mamas oder Papas DNA liegen. Die Anlage für die Entwicklung der Zähne ist durch eine Vielzahl von Genen codiert. Wenn bei Mama, Papa oder sogar beiden Elternteilen eine genetische Variation oder Mutation in einem dieser Gene vorliegt, die für die Zahnentwicklung wichtig sind, kann schon mal ein Zahn vergessen werden.

Mamas Bauch ist für den Fötus vor allem eins: sein Zuhause. Alles, was Mutti über den Mund (die Nase und die Haut) zu sich nimmt, kommt über die Nabelschnur und Plazenta beim Untermieter an. Mit dem Ziel, eine gesunde nächste Generation auf die Welt zu bringen, ist eine gute und ausgewogene Ernährung der Mutter also extrem wichtig. Unterstützungsprogramme für werdende Mütter, die darüber informieren, sind daher eine Spitzenidee. Wir halten unsere Zukunft aber auch selbst in den Händen: Entweder in Form einer Zahnbürste oder mit einem Schokoriegel – die Entscheidung liegt bei uns. Unseren Eltern einzig und allein die Schuld für unsere vielleicht schlechten Zähne zu geben wäre also denkbar unfair. Andersherum wird eher ein Schuh daraus. Die Kinder sind verantwortlich für die schlechten Zähne ihrer Mütter.

Viele Frauen erleben, dass sie während der Schwangerschaft plötzlich eine chronische Zahnfleischentzündung entwickeln, was nicht verwunderlich ist, da die Natur hier ganz klar Prioritäten setzt. Mama spielt sozusagen die zweite Geige und sollte deshalb noch mehr darauf achten, mit allen wichtigen Makro- und Mikronährstoffen versorgt zu werden, um gesund zu bleiben. Vielen Urvölkern war das bewusst, weshalb sie schon vor der Hochzeit damit begannen, die Frauen mit Leber, Fleisch und allen nährstoffreichen Speisen zu verwöhnen.

Und was ist mit den Vätern? Steht ein Kinderwunsch im Raum, sollten auch Männer besonders auf ihre Gesundheit achten. In den letzten 40 Jahren hat die Spermienqualität und Spermienzahl bei Männern stark abgenommen. Die Gründe dafür sind verschieden. Stress, ungesunde Ernährung und ein ungesunder Lebensstil scheinen jedoch auch hier ganz oben mitzumischen. Sportskanonen und Biohacker bringen statistisch gesehen gesündere Kinder zur Welt als Couch-Potatoes und Partylöwen.

Doch wir sind mehr als Fleisch und Blut. Wir tragen eine Seele in uns. Deshalb geht man im holistischen, einem ganzheitlichen

Ansatz davon aus, dass auch die Intention des Geschlechtsverkehrs ein wichtiger Aspekt für die spätere Gesundheit des Kindes ist. Das macht Sinn, denn ein Schäferstündchen in einer harmonischen, gut funktionierenden Beziehung im Traumurlaub ist wahrscheinlich entspannter als ein One-Night-Stand auf der örtlichen Dorfdisco-Toilette. Eine funktionierende Beziehung ist für beide Elternteile eine große Hilfe und macht es ihnen auf alle Fälle leichter, ein Kind großzuziehen, als alles allein zu stemmen. An dieser Stelle deshalb Hut ab vor allen alleinerziehenden Müttern und Vätern dieser Welt!

Was der Sauerstoff für die Lungen ist, ist das Lachen für die Seele. Durch ihren wild gemixten Hormoncocktail neigen Schwangere dazu, etwas empfindlich zu sein. Das Positive daran ist, dass vor allem im ersten Trimester der Schwangerschaft schon der schlechteste Kalauer bei der werdenden Mutter zum Lachanfall führen kann. Egal ob Flachwitz oder das Stand-up-Programm von Olaf Schubert – Lachen ist gesund und reduziert die Chancen auf eine Schwangerschaftsdepression. Während der Ultraschalluntersuchung kann jede Mutti das selbst erleben. Einfach mal lachen und beobachten, was im Bauch passiert. Der Fötus lacht mit, für das Kind lohnt sich das Lachen ebenfalls.

Auch das Immunsystem läuft während der Schwangerschaft auf Hochtouren und kann durch ein herzliches Lachen einen Boost bekommen und gestärkt werden. Selbst wenn das jetzt komisch klingen mag: Stress ist gut. Stress ist eine *bio-logische,* sinnvolle Reaktion unseres Körpers auf eine bedrohliche Situation. In unserer Vergangenheit überlebten wir dadurch den Angriff des schon oft genannten Säbelzahntigers und heute das erste Date mit dem Schwarm.

Ein gewisser Stress im Uterus kann auch Kinder leistungsfähiger machen. Forscher:innen haben in einem Versuch Stresshormone in die Eier von Vögeln gespritzt und beobachtet, dass die daraus geschlüpften Zugvögel deutlich besser abschnitten als ihre

Artgenoss:innen, die keine Dosis abbekommen hatten. Dieses Ergebnis könnte auch auf den Menschen übertragen werden und für besonders viele Oxytocin-Rezeptoren sorgen, was vermutlich die Bindungsfähigkeit des Kindes erhöht.

Denn Oxytocin ist ein Hormon und Neurotransmitter, der eine wichtige Rolle bei sozialen Bindungen und zwischenmenschlichen Beziehungen spielt. Es wird oft als »Kuschelhormon« oder »Liebeshormon« bezeichnet. Oxytocin-Rezeptoren sind spezielle Proteine, die in verschiedenen Teilen des Körpers, einschließlich des Gehirns, vorkommen. Wenn Oxytocin freigesetzt wird, bindet es an diese Rezeptoren und löst verschiedene Reaktionen aus, und so kommen wir dann zum Beispiel in Kuschellaune. Wenn ein Kind eine erhöhte Anzahl von Oxytocin-Rezeptoren hat, bedeutet dies, dass sein Gehirn empfindlicher auf die Wirkung von Oxytocin reagieren kann. Dadurch kann das Kind eine gesteigerte Fähigkeit zur Bindung und sozialen Interaktion entwickeln.

Gestresste Muttis machen also sozialere Kinder? Jein. Oxytocin ist nicht die einzige Stellschraube, an der gedreht werden kann, um uns auf Kuschelkurs zu bringen. Ein bisschen Stress schadet aber auf keinen Fall. Nur zu viel des Guten darf es nicht werden, denn bei allen schlaflosen Nächten leidet der Fötus mit.

Auch wenn es vielleicht abschreckend wirkt, was es alles zu beachten gibt, kann ich dich beruhigen: Es geht nicht darum, alles perfekt zu machen. Wichtig ist, dass du die Entscheidung für einen gesunden Lebensstil triffst und täglich dafür dein Bestes gibst. Ich habe seit einer Woche keinen Sport mehr gemacht und gestern während eines Netflix-Marathons zwei Tüten Chips gegessen. Auch ich mache mir oft unnötig Stress, habe negative Gedanken, und das alles trotz Kinderwunsch.

Baby on Board: Die Guideline für werdende Mamas

Dos	Don'ts
Mindestens neun Stunden Schlaf auf der linken Seite	Rauchen & Passivrauchen
Schwangerschaftsgymnastik & ausreichend Bewegung	Übergewicht
Spaß haben, lachen, tanzen und die Zeit genießen	Alkohol, Drogen
Ausgewogene Ernährung mit ausreichend Proteinen & Aminosäuren durch Nahrungsmittel am besten in Bioqualität	Für zwei essen
Folsäure & Vitamin B12	Zu viel Zucker & Kohlenhydrate
Zufuhr von Vitamin D, Omega 3, Jod, Selen, Zink, Eisen, Cholesterin, Bor, Astaxanthin, Maca, Yamswurzel & Frauenmantel	Bisphenol A (BPA), Weichmacher, Konservierungsmittel, Flammschutzmittel, Elektrosmog
Mindestens alle sechs Monate zur zahnärztlichen Prophylaxe, um eine Parodontitis zu vermeiden	Nach Möglichkeit auf Amalgamfüllungen verzichten und Schwermetalle generell meiden
Pro- & Präbiotika	Schwermetallbelastungen, zum Beispiel Amalgamfüllungen, bitte vor dem Kinderwunsch entfernen lassen
Positiver Stress	Überlastung

Und warum sind in der Schwangerschaft nun die Zähne der werdenden Mutter in Gefahr? Daran ist die morgendliche Übelkeit schuld, die nicht selten dazu führt, dass sie sich übergeben muss. Denn: Ob Magensäure vom Erbrechen oder Cola light – beides fühlt sich für unsere Zähne wie ein schlechter Zaubertrick an, in dem sie sich in Luft auflösen und aus dem Mund weggezaubert werden. In bester Absicht greifen die meisten zukünftigen Muttis dann oft direkt zur Zahnbürste. Und genau das gibt ihren Zähnen den Rest. Das Schrubben führt sogar dazu, dass sie sich noch schneller im wahrsten Sinne des Wortes »verdünnisieren«.

Kennst du den Spruch: Jede Schwangerschaft kostet einen Zahn? Niederländische Forscher:innen zeigten, dass Dreifachmuttis jenseits der 50 durchschnittlich vier Zähne weniger im Mund haben als Zweifachmuttis. David Copperfield würde bei diesem Hokuspokus vielleicht neidisch werden, aber von Zahnis und den Betroffenen darf man dafür keine Standing Ovations erwarten. Es herrscht eine absolute Ausnahmesituation: Unser so sehr geliebter Speichel spielt uns in diesem Fall leider nicht so richtig in die Karten, denn wenn er mit dem bitteren Magensaft zusammentrifft, sinkt sein pH-Wert, und deshalb puffert er Säuren im Mund schlechter ab.

Auch die Bausteine unserer Zähne (Kalzium und Phosphat) werden in der Schwangerschaft zur Mangelware, denn auch hier gilt, dass alles, was wir aufnehmen, zuerst an den Fötus geht. Noch dazu führt unser Hormoncocktail nicht nur zu Stimmungsschwankungen, sondern lockert zudem unser Bindegewebe auf. Da wittern Bakterien und andere Übeltäter natürlich ihre Chance, und die schon erwähnten Zahnfleischentzündungen sind hier erst der Anfang allen Übels. Wissenschaftler:innen diskutieren derzeit sogar kontrovers, ob Parodontitis und Schwangerschaftskomplikationen bis hin zu Früh- oder Fehlgeburten einen Zusammenhang haben. Keime können über die Blutbahn direkt das Baby infizieren oder indirekt überschießende Immunantworten hervorrufen, was wiederum vorzeitige Wehen auslösen könnte.

Lassen wir es am besten gar nicht so weit kommen und benutzen wir eines meiner Lieblingswörter: Prophylaxe. Ganz konkret warten Muttis – aber auch zum Beispiel Partymäuse, die es ein klein wenig übertrieben haben und sich übergeben mussten – am besten eine Stunde, bis die Zahnbürste klar Schiff machen darf. Es spricht aber rein gar nichts dagegen, den Mund nach dem Erbrechen mit Wasser auszuspülen.

Möchte man – oder besser gesagt Frau – alle Zähne trotz Schwangerschaft und entgegen aller Statistik behalten, bieten regelmäßige Dates mit dem Zahni des Vertrauens die beste Chance darauf. Alle drei Monate darf diese:r eine Profi-Zahnreinigung machen und wenn nötig auch bohren oder gar Zähne ziehen, wenn es sich um einen Notfall handelt. Keine Sorge, auch während der Schwangerschaft kann man unbesorgt Zähne für eine Behandlung mit einem kleinen Piks schlafen legen, um jeglichen Stress für das heranwachsende Baby zu vermeiden. Dabei nimmt die werdende Mutti im Idealfall in linker Seitenlage auf dem Stuhl Platz. Warum macht das Sinn?

Erstens: Die linke Seitenlage verbessert den Blutfluss. Das ist wichtig, weil dein Körper hart daran arbeitet, das sauerstoffarme Blut aus den unteren Regionen zurück zum Herzen und zur Plazenta zu transportieren. Wenn du dich nach links lehnst, wird der Druck auf die Hohlvene verringert, die das Blut zurück zum Herzen befördert. Das bedeutet, dass mehr Sauerstoff zu deinem Herzen und zu deinem kleinen Baby gelangt. Guter Blutfluss – glückliches Baby!

Zweitens: Es gibt etwas namens Vena-cava-Kompressionssyndrom, das passieren kann, wenn du in Rückenlage bist. Dein wachsender Babybauch kann auf diese Hohlvene drücken und den Blutfluss beeinträchtigen. Indem du dich nach links lehnst, reduzierst du den Druck auf die Hohlvene und hältst den Blutfluss in Schwung.

Zu guter Letzt hilft die linke Seitenlage auch, Schwindel und Unwohlsein zu minimieren. Niemand will sich beim Zahnarztbesuch wie in einer Achterbahn fühlen. Durch die Positionierung auf der linken Seite wird der Druck auf große Blutgefäße verringert, und das hilft dabei, Kreislaufprobleme zu vermeiden. Kein Schwindel, keine Übelkeit – nur ein entspanntes Zahnarzterlebnis.

Wohl wissend, wie sensibel die Beziehung zwischen Zahni und Mutti ist, werden weniger dringende Behandlungen und Röntgenbilder aber auf einen Termin nach der Geburt oder zumindest ins zweite Schwangerschaftsdrittel verschoben.

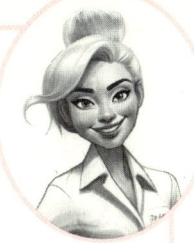

Schwangerschaft

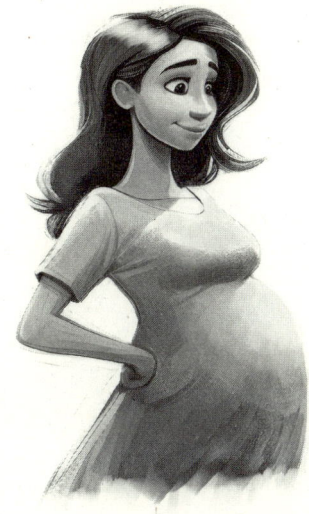

- alle drei Monate Prophylaxe
- Bio-Zahnpasta
- elektrische Zahnbürste
- Zahnseide
- Ölziehen

Die richtige Pflege von Mamas Zähnen:
Damit nicht gebohrt werden muss, empfiehlt sich gerade auch in der Schwangerschaft eine elektrische Zahnbürste. Hier darfst du gern eine Schallzahnbürste wählen, da diese besonders sanft zum ohnehin schon gereizten Zahnfleisch ist.

Noch bevor du morgens zur Zahnbürste greifst, solltest du aber statt Mundwasser lieber fünf Minuten lang Kokosöl in deinem Mund zermatschen. Das Ganze heißt Ölziehen, und dein Zahnfleisch wird es dir danken. Direkt danach noch schnell die Zunge von allen Überresten der Nacht befreien und mit der Zahnseide alle Zwischenräume blitzblank polieren.

Die Krone der Schöpfung –
Happy Birthday: 0 – 6 Monate

Es kommt der Moment im Leben vielen Frauen, da haben sie die einmalige Chance, in die Rolle ihrer Männer zu schlüpfen und sie dadurch ein klein wenig besser zu verstehen. Fragt man meinen Vater, ist nämlich die Geburt des eigenen Kindes für die Mutter vergleichbar mit den Qualen einer Männergrippe.

Affenbabys – eine Menge Hirnschmalz

Tatsächlich fanden Wissenschaftler:innen der University of Rhode Island heraus, dass ein Grund für den Zeitpunkt unserer Geburt das Aufbrauchen der Kräftereserven unserer Mütter ist. Ihnen geht aber nicht einfach die Puste aus. Ein paar Monate mehr im Bauch täten unserer Entwicklung eigentlich nicht schlecht, und trotzdem hat sich die Natur dafür entschieden, uns als Frühgeburten ins Rennen zu schicken. Denn während ein junges Fohlen schon einige Stunden nach seiner Geburt herumläuft, machen wir uns noch monatelang völlig hilflos in die Hose. Um die ungefähre Fitness eines Affenbabys zu erlangen, müssten wir noch circa 16 Monate im Mutterleib bleiben. Auch wenn wir denken, Mutter Natur ist vielleicht einfach ungeduldig und kann es nicht erwarten, ihre neueste Kreation zu bewundern, hat sie absolut kein Timingproblem. Ein Kind bleibt so lange im Bauch, bis es noch so klein wie möglich, aber so weit entwickelt wie nötig ist, damit es zur Welt kommen und überleben kann.

Wenn man sich das heutige TV-Programm mit Reality Stars anschaut, die live Känguruhoden verspeisen, fällt es schwer zu glauben, wir seien die Krone der Schöpfung. Nichtsdestotrotz nahm unser Hirnschmalz in den letzten 2,5 Millionen Jahren stetig zu. Immer größer werdende Gehirne bedeuteten aber nicht automatisch hellere Köpfe, sondern vor allem schwerere. Um genügend Energie für unsere Schaltzentrale aufzubringen, mussten unsere Vorfahr:innen mehr Zeit darauf verwenden, sich den Wanst vollzuhauen, statt die Muckis zu trainieren. Dadurch veränderte sich nicht nur unser Gebiss, wie wir schon gesehen haben.

Erblickt ein Menschenbaby heute das Licht der Welt, könnte man es aufgrund seiner Körperhaltung gut und gerne mit einem Affen verwechseln. Erst in den folgenden Monaten und Jahren schaffen wir es vom Krabbeln auf dem Boden zum Stolzieren über den Catwalk. Unsere weiblichen Vorfahren kam diese Entwicklung teuer zu stehen. Immer größer werdende Babyköpfe durch ein immer kleiner werdendes Becken zu pressen wurde für viele zum Verhängnis. Wenn Mutti ihren Sprössling länger als neun Monate im Bauch gedeihen ließ, stieg die Gefahr für sie, die Geburt nicht zu überleben. Wer »halb fertige« Babys zur Welt brachte, konnte sich dagegen schon bald wieder fröhlich weiter fortpflanzen.

Stillen – der gesündeste Cocktail deines Lebens

Wir befinden uns im Jahr 50 v. Chr., nachdem die Römer ganz Gallien mit Ausnahme eines kleinen Küstendorfs erobert haben. Die Bewohner Aremoricas haben dank eines mysteriösen Zaubertranks Superheld:innenkräfte und leisten den Römern erbitterten Widerstand. Eines Tages plumpst einer der Bewohner – ein kleiner, unscheinbarer Junge – in einen vollen Kessel mit frisch gebrautem Zaubertrank, trinkt ihn komplett aus und wird dadurch superstark. Die meisten von uns kennen die Geschichte von Asterix und Obelix. Warum aber in jedem von uns ein kleiner Obelix steckt, wird dich sicher vom Hocker hauen.

Ähnlich wie Obelix erhalten wir durch das Schlürfen einer mysteriösen Flüssigkeit Superheld:innenkräfte. Unser Zaubertrank ist aber in keinem Kessel, sondern in Muttis Milchtüten. Stillen hätte uns vielleicht nicht im Kampf gegen die Römer geholfen, dafür unterstützt es uns aber dabei, fiese Krankheitserreger abzuwehren. Bei der Anzahl an Keimen, Bakterien und Viren, die uns tagtäglich an die Gurgel wollen, ist es kein Stück übertrieben, unser Immunsystem mit Superheld:innenfähigkeiten zu vergleichen. Interessant ist, dass besonders lang gestillte Kinder seltener krank und schneller wieder gesund werden. Klar: mehr Zaubertrank = mehr Power.

Perfekt temperiert und hygienisch einwandfrei kann der gesündeste Cocktail unseres Lebens sogar ein einjähriges Kind mit ausreichend eiweiß- und vitaminreichen Kalorien versorgen und vor dem Austrocknen bewahren. Das war für unsere Vorfahr:innen überlebenswichtig. Auf der Flucht vor Säbelzahntigern hatte Mutti keine Zeit, in der Küche zu stehen und Möhrchen zu pürieren. Selbst Miraculix wäre neidisch auf das Rezept, denn Muttermilch enthält alle wichtigen Nährstoffe in der richtigen Qualität und Menge – also die richtigen Eiweiße, Fette, Kohlenhydrate, Mineralstoffe, Spurenelemente und Vitamine –, noch dazu in der passenden Temperatur.

Und einen genialen Clou hat sich die Natur zusätzlich ausgedacht: Die Muttermilchfabriken können ihr Rezept ändern, je nachdem, was der Sprössling gerade für seine optimale Entwicklung braucht. In den ersten Tagen nach der Geburt produzieren Mamas Brüste eine dickere und konzentriertere Flüssigkeit namens Kolostrum. Sie ist reich an Antikörpern und wichtigen Nährstoffen, die das Immunsystem des Babys stärken und schützen sollen. Das ist sozusagen das »Willkommensgeschenk« der Muttermilchfabriken. Mit der Zeit ändert sich dieses Rezept. Wenn das Baby älter wird und seine Bedürfnisse wachsen, passt sich die Milch an, um mehr Fett, Proteine und Kalorien zu enthalten. Das ist wie ein Upgrade zu einem vollwertigen Gourmetmenü.

An der Brust zu nuckeln hat aber noch einen anderen entscheidenden Vorteil. Um eine ordentliche Ladung Muttermilch im Mund landen zu lassen, müssen wir für die optimale Saugbewegung unsere Unterkiefer nach vorne schieben. Dadurch bewegt sich das Zungenbein mit nach vorne und gibt die Info an alle Muskeln im und um den Kopf und Hals, zu wachsen. Klappt das Stillen nicht so gut, ist übrigens ein zu kurzes Zungenband oft der Übeltäter. Hier können wir Kinderzahnärzt:innen mit einem winzigen Eingriff oft sofort helfen.

Ob und wie lange eine Frau stillt, ist eine ganz persönliche Entscheidung. Wenn möglich sollte aber jede Mutti versuchen, mindestens sechs Monate die Milchfabriken geöffnet zu lassen. Pulvervarianten aus der Dose können mit der natürlichen Muttermilch nicht mithalten. Außerdem erfordern Nuckelflaschen weniger Anstrengung fürs Baby und lösen deshalb nicht denselben Wachstumsreiz im Mund aus wie das Trinken an der Brust, denn aus den Fläschchen fließt die Milch meist schon ohne saugen heraus.

Ist das Stillen aus bestimmten Gründen nicht möglich, machst du dir als Mutter bitte keine Vorwürfe. Achte dann aber bei den künstlichen Varianten auf möglichst zuckerarmen Milchersatz mit höchster Bioqualität. Vielleicht ist auch gerade deine beste Freundin zeitgleich Mama geworden und kann etwas Eigenproduktion mit dir und deinem Sprössling teilen. So hat es bei der Mutter meiner besten Freundin super funktioniert, trotz eigener geschlossener Milchfabriken. Wann Kinder abgestillt werden sollten, kann man nicht verallgemeinern und überlasse ich der einzigen Person, die das Recht hat, diese Entscheidung zu treffen – der Mutter.

In meiner Praxis hatte ich den speziellen Fall einer Mutter, die ihr Kind bis zum sechsten Lebensjahr gestillt hat. Das Kind war ein sehr »schlechter Esser« und wollte außer der Muttermilch und Bananen nichts zu sich nehmen. Bananen sind zwar toll, aber leider hochka-

riogen. Dass Hannes noch keine Löcher hatte, grenzte also fast an ein Wunder. Das Verhältnis zwischen Hannes und seiner Mutter war äußerst innig und liebevoll. Rein gesundheitlich hatte Hannes keinerlei Probleme – angefangen bei den Blutwerten bis zum kariesfreien Mund. Ob die Entscheidung richtig war, kann und will ich nicht beurteilen. »Wer nicht in den gleichen Schuhen gelaufen ist, kann nichts über den Weg sagen«, meinte mein Opa immer.

Hannes hatte seinen Vater frühzeitig verloren, und seine Mutter war damit plötzlich alleinerziehend. Kaum vorstellbar, welche Lücke das in das kleine Kinderherz gerissen haben muss und auch wie schwer die Situation für Hannes' Mutter sicher war. Vor diesem Hintergrund konnte ich verstehen, dass die Bindung zwischen Mutter und Kind so speziell war, und maßte mir nicht an, eine Empfehlung zum Abstillen zu geben. Warum auch, er war kerngesund. Mütter genießen meinen vollen Respekt. All ihre Entscheidungen werden von Freunden, Eltern und Außenstehenden ständig beurteilt. Auf sein eigenes Bauchgefühl zu hören ist jedoch das Allerwichtigste. Ich finde es eher erstaunlich und sehr bewundernswert, wie sich die Mutter von Hannes gegen kritische Stimmen durchgesetzt hat.

Die sogenannte Stillkaries wird in den Medien und bei Ärzt:innen gern als *die* Ursache für Löcher in den Zähnen genannt. Und sie haben in gewisser Weise recht, aber das ist nur die halbe Wahrheit. Muttermilch enthält Milchzucker, aber eben auch ein Enzym, das diesen spaltet. In einer Studie von 2015 hat man festgestellt, dass Kinder, die im ersten Jahr gestillt wurden, sogar einen besseren Schutz vor Karies haben. So gehe ich bei Löchern in den Zähnen eher davon aus, dass der restliche Speiseplan der Übeltäter ist: Babybrei, Babykekse und allerhand zuckerhaltiger Müll, den bitte keine Mutter ihrem Kind mehr gibt, nachdem sie dieses Buch gelesen hat.

Ich empfehle, dem Kind nach dem Stillen mit einem feuchten Tuch oder extra dafür gefertigten Babywipes die Zähne zu reinigen. Damit ist man auf der sicheren Seite und gewöhnt unsere Liebsten direkt an die Zahnpflegeroutine. Hannes und seine Mutter machten einen Ernährungsberatungskurs für Kinder, und natürlich war es kein einfacher Weg. Zur Einschulung mit sieben Jahren versiegte die mütterliche Brust schlussendlich. Rosenkohl und Spinat waren immer noch nicht sein Lieblingsessen, aber Gemüse stand jeden Tag auf dem Speiseplan. Bei jedem Besuch lobte ich Hannes für seinen Profisuperheld:innen-Speiseplan. Mit seiner Mutter hatten wir unser morgendliches Smoothie-Rezept geteilt und Hannes davon überzeugt, dass dies der Zaubertrank von Obelix sei. Guten Appetit!Nach sechs Monaten beginnen die meisten Mütter mit Beikost, und ist das Kind zwei Jahre alt, ist in den meisten Fällen der Milchhahn zu. Das entspricht auch den Empfehlungen der Weltgesundheitsorganisation (WHO). Um ein optimales Kieferwachstum zu gewährleisten, bitte gleich bei der Beikost mit richtigen Lebensmitteln wie zum Beispiel Kartoffeln oder Salatblättern beginnen und keine Matschepampe auftischen. Kinder, die über Monate hinweg mit Brei gefüttert wurden, können sich fast ausnahmslos auf eine Zahnspange freuen. Muss sich unser Kiefer beim Essen nicht ins Zeug legen, wie zum Beispiel bei einer Karotte, verliert er auch schnell die Lust, richtig zu wachsen.

Auch für die Mutter macht sich das Stillen bezahlt. Eine Studie der University of North Carolina at Chapel Hill stellte fest, dass langzeitstillende Mütter ein vermindertes Risiko haben, an Brustkrebs, Eierstockkrebs, Osteoporose, Bluthochdruck oder bestimmten Herzproblematiken zu erkranken. Das Risiko für das ganze Leben sinkt mit jedem gestillten Jahr. Gibt es allerdings Schmerzen beim Stillen, sollte frau nicht zögern, eine Stillberaterin oder Hebamme zu kontaktieren. Auch in unseren Gesetzbüchern ist die Muttermilch angekommen und ermöglicht laut Arbeitsrecht den Müttern, Stillpausen einzulegen. Wenn möglich, also Milchfabriken auf Vollgas laufen lassen. Prost.

Annes Morgensmoothie für Kinder & Eltern

3 EL Kokosmus oder Kokosöl
1 Banane
1 Apfel, 1 Birne oder eine Handvoll Beeren
1 Scheibe Zitrone
Nach Bedarf Hanfsamen und/oder Nüsse bzw. Mandeln
oder 2 rohe Eier

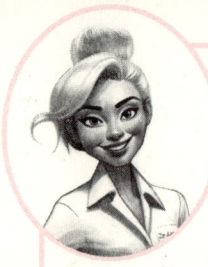

0 bis 6 Monate

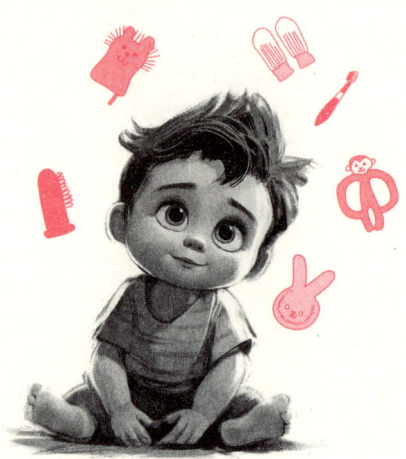

Die richtige Pflege vor dem Zahndurchbruch:

- Fingerbürste, Massagebürste, Kauringe und eine reiskorn-
  große Portion Kinderzahnpasta
- Babywipes oder ein feuchter Lappen nach dem Stillen zur Entwicklung einer Routine beim Mund-Auswischen
- Zahnfleischmassage: Bereits ab dem ersten Lebensmonat
  kann das Zahnfleisch des Babys mit einem weichen, sauberen
  Tuch oder einer speziellen Zahnfleischbürste massiert werden,
  um die Durchblutung anzuregen und die Entwicklung
  der Zähne zu fördern.

Aua – die ersten Zähne schlüpfen:
6 Monate – 2 Jahre

Einmal im Monat bekomme ich so richtig schlechte Laune. Ich schlafe nicht richtig und weine aus Gründen, die ich kurze Zeit später nicht mehr verstehe. Dann weiß mein Mann Martin, dass es besser ist, mich mit einem Kilobecher Vanille-Karamell-Eiscreme und Nicholas Sparks Liebesschnulzen allein zu lassen. Doch nicht nur Frauen in ihrer »Erdbeerwoche« können launisch und leicht reizbar sein. Auf ganz ähnliche Stimmungsschwankungen dürfen sich Eltern bei ihren Kids freuen, sobald die ersten Zähne durchbrechen.

Mit sechs Monaten erblicken meist zwei klitzekleine Frontpfeffis das Licht der Welt und werden zum schmerzhaften Brustwarzen-Locher beim Stillen. In der Regel folgen den ersten beiden Frontzähnchen die anderen Milchzähne im Ober- und Unterkiefer. Mit etwa acht bis zwölf Monaten gesellen sich die seitlichen Schneidezähne hinzu. Das läuft meistens noch völlig problemlos, doch jetzt kommen die dicken Brocken.

Zwischen dem 12. und 16. Monat brechen die ersten Backenzähne, auch bekannt als Molaren, durch das Zahnfleisch. Das bedeutet, dass sich der kleine Kiefer langsam, aber sicher füllt und das Stillen zu einer echten Herausforderung werden kann. Diese Hintermänner machen gerne mal Ärger und können ordentlich zwicken. Aber keine Sorge, es gibt Licht am Ende des Tunnels. Im Alter von etwa zwei bis drei Jahren ist der erste vollständige Satz von Milchzähnen normalerweise da. Das bedeutet, dass alle 20 kleinen Pfeffis ihr Zuhause im Kiefer gefunden haben und bereit sind, Kau-Abenteuer zu erleben.

Die Speichelfabriken der zahnenden Babys laufen in dieser Zeit auf Hochtouren, um sie mit dem hauseigenen Schmerzmittel vollzudröhnen. In manchen Fällen können die Babyzähne jetzt wie kleine Pilze im Wald easy und schmerzfrei aus dem (Zahnfleisch-) Boden sprießen, bei anderen ist die Hölle los, und die Babys schreien die ganze Zeit.

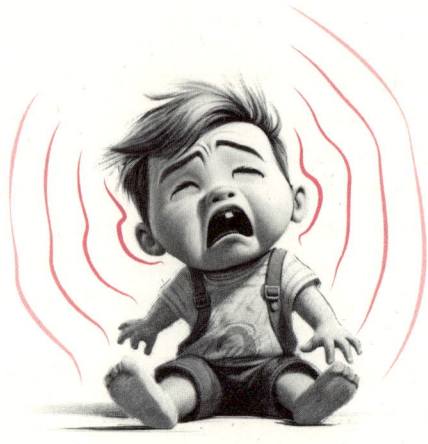

Der Zahndurchbruch ist eine Challenge für Eltern und Kinder. Ich erinnere mich an eine verzweifelte Mutter, die Angst hatte, ihr Kind hätte einen Tumor. Seit Tagen hätte ihre einjährige Tochter Sophia eine kleine blaue Schwellung im Mund. Nach einem Blick auf die Stelle und einem Röntgenbild, um auf Nummer sicher zu gehen, stellte sich heraus, dass zwei Milchzähne kurz vor dem Schlüpfen standen. Daher kam also die Schwellung. Eher selten und man weiß noch nicht so richtig warum, passiert es, dass sich über den Babyzähnen eine kleine Durchbruchszyste bildet. Wir verabredeten uns jeden Monat zur Kontrolle und konnten sehen, wie die Schwellung immer weniger wurde, bis zwei kleine Milch-zähnchen endlich das Licht der Welt erblickten.

Neben dieser eher seltenen Erscheinung ist ein unruhiger Schlaf ein bekannter Begleiter dieser Zeit. Merke: Saubere Zähne machen weniger Probleme. Das gilt auch für Babys. Fieber und Durchfälle sind fast immer auf eine Zahnfleischentzündung zurückzuführen, die durch zu wenig Kuscheleinheiten mit der Zahnbürste entsteht.

Zähnchen ohne Tränchen – Zahnungshilfen

Wenn Babys in der Nacht vor Schmerzen weinen, wollen Eltern unbedingt helfen. Verständlich. Und es gibt tatsächlich eine ganze Schatzkiste voller wunderbarer und bewiesenermaßen wirksamer Hilfsmittel, um den Zähnchen beim Schlüpfen unter die Arme zu greifen. Man muss allerdings genau hinschauen, denn manches, was lautstark angepriesen wird, entpuppt sich bei näherem Hinsehen bestenfalls als Niete, wenn nicht sogar als gesundheitsgefährdend.

Bernsteinketten sind seit ein paar Jahren der neueste Schrei, wenn es um Babyschmuck und Zahnungshilfen geht. Bernstein ist ein Baumsekret, das über Millionen von Jahren durch den Druck von Wasser, Gestein und Sand entstanden ist. Das klingt erst einmal ziemlich beeindruckend. Unter uns Ökotanten sagt man ihm eine heilende Wirkung nach, und er soll vor negativen Energien schützen. Einige Hebammen und Eltern schwören auf die schmerzlindernde Wirkung durch die in seinem Innern enthaltenen ätherischen Öle.

Ähnlich wie bei anderen homöopathischen Mitteln wie Osanit, welches vielen Eltern und Babys treue Dienste geleistet hat, gibt es aber keine wissenschaftlichen Belege für die Wirksamkeit von Bernstein. Ich möchte hier keinen Kampf zwischen alternativer und Schulmedizin entfachen und sage deshalb nur Folgendes: Auch ein Placeboeffekt kann wahnsinnig wirksam sein. Das ist wiederum in zahlreichen Studien belegt, und wer heilt, hat am Ende recht. Nichtsdestotrotz ist die Strangulationsgefahr bei Bernsteinketten wahnsinnig hoch. Ich wäre eine Helikoptermutter und hätte wohl einfach zu viel Angst, dass mein Kind im Schlaf erstickt.

Das ist vielleicht auch der Grund, warum der Verkauf von Bernsteinketten in Frankreich und der Schweiz verboten ist. Wir Angsthasen.

Ein weiteres traditionelles Mittel gegen Zahnungsbeschwerden ist die Veilchenwurzel. Diese ist jedoch auch nicht ganz ungefährlich. Bitte immer an einer Kordel am Handgelenk des Kindes befestigen und nicht länger als zehn Minuten am Stück verwenden. Bei längerem Gebrauch kann die Veilchenwurzel sehr weich und brüchig werden, und das Baby kann ihre Kleinteile verschlucken oder einatmen.

Ein toller Tipp kommt von einer meiner lieben Zahnfeen, Arbesa. Sie legte den nassen Schnuller ihres Sohnes (bitte mit Wasser nass machen) vor dem Gebrauch für ein bis zwei Stunden in den Kühlschrank. Die kühlende Wirkung vollbrachte wahre Wunder, und zahlreiche Muttis unserer Patient:innen bedanken sich noch heute bei ihr für diesen tollen Ratschlag.

Möchtest du nicht nur die Zahnungsschmerzen lindern, sondern deinem Sprössling eine entspannende Zahnfleischmassage gönnen, spricht alles für einen Beißring. Die Dinger sehen ein bisschen so aus wie das Spielzeug meines Hundes Olaf, sind aber nicht dazu geeignet, deinem Kind das Apportieren beizubringen.

Indem das Baby auf geeigneten Kauobjekten wie Beißringen, weichen Spielzeugen oder gekühlten Gegenständen kaut, wird das Zahnfleisch sanft massiert. Dadurch kann der Druck der durchbrechenden Zähne besser bewältigt werden. Es ist wichtig, sicherzustellen, dass die Kauobjekte sicher und sauber sind, um das Risiko von Verletzungen oder Infektionen zu minimieren. Außerdem solltest du immer ein Auge auf das Baby haben, während es auf einem Kauobjekt herumkaut, um mögliche Verschluckungsgefahren zu vermeiden.

Denke daran, dass jedes Baby anders ist und verschiedene Vorlieben und Bedürfnisse haben kann. Was für ein Baby funktioniert, kann für ein anderes möglicherweise nicht geeignet sein.

Bei Fragen oder Bedenken kannst du immer deinen Kinderarzt oder deine Kinderärztin um Rat bitten.

Achte beim Kauf bitte zusätzlich auf hochwertige Produkte. Als zertifizierte Ökotante empfehle ich gern Beißringe aus Naturkautschuk und nicht aus Plastik, um die darin enthaltenen Weichmacher, Silikone und Schadstoffe zu vermeiden. Ein ganz besonders leckeres Vergnügen möchte ich deinem Kind nicht vorenthalten. Es gibt Schnuller-Eiswürfelformen – diese gefüllt mit Muttermilch und eisgekühlt sind für Babys ein wahres Vergnügen. Ein gekühlter Löffel, Waschlappen oder eine Möhre sind als günstige Hausmittelchen auch völlig okay.

Natürliche, alkoholfreie Zahnungscremes können ein tolles Hilfsmittel sein, aber Achtung: Durch die Nelkenbestandteile werden in manchen Fällen Kreuzallergien ausgelöst. Alkoholhaltige Zahnungsgels sollten aber die absolute Notlösung sein. Die amerikanische Lebensmittel-Aufsichtsbehörde FDA warnt sogar davor, derartige Lidocain-Lösungen (lokales Betäubungsmittel) gegen Zahnungsbeschwerden bei Babys und Kleinkindern zu verwenden. Eine Überdosierung durch versehentliches Verschlucken kann zu Krampfanfällen, schweren Hirnschäden und Herzproblemen führen. Außerdem enthalten einige bekannte Zahnungsgels das Lösungsmittel Propylenglycol, was beispielsweise auch in E-Zigaretten verwendet wird. Man merkt, ich bin nicht wirklich ein Fan von diesen Zahnungsgels. Wenn du dir gar nicht mehr anders zu helfen weißt, gibt deinem Baby lieber Paracetamol – ganz niedrig dosiert – oder ab dem dritten Lebensmonat Ibuprofen als Zäpfchen. Paracetamol wirkt fiebersenkend, Ibuprofen zusätzlich entzündungshemmend.

Fazit: Bei mir in der Praxis waren schon viele Mütter, die darüber berichteten, dass das Zahnen bei ihrem Baby kein großes Problem war, und ich drücke dir fest die Daumen, dass es auch bei dir so verläuft. Für den Fall der Fälle besser Beißhilfen geben und notfalls ein Zäpfchen, aber, ich sag's immer wieder: Finger weg vom Alkohol!

Guideline für schmerzfreies Zahnen

Dos	Don'ts
Beißring aus Naturkautschuk	Plastik-Beißringe mit BPA
Harte Brotrinde	Brei
Möhrchen	Kekse
Gekühlter Schnuller/Waschlappen	Eiswürfel
Alkoholfreie Zahnungsgels	Alkoholhaltige Zahnungsgels

Die Schnullerfee – wann zieht man den Stöpsel?

In unserer Zahni-Welt gibt es allerhand magische Wesen. Wenn wir Zähne verlieren, kommt die Zahnfee. Wer ein Loch hat, trifft den Zahnteufel, und bestenfalls mit anderthalb Jahren lernen die meisten von uns die Schnullerfee kennen. Sind unsere kleinen Patient:innen fünf Monate alt, beginnt für uns Kinderzahnärzt:innen die Primetime. Alles, was wir jetzt richtig machen, zahlt sich für sie doppelt und dreifach in der Zukunft aus. Andersherum können Fehler ihnen noch ein Leben lang zu schaffen machen. Ein kontroverses Beispiel dafür ist der Schnuller.

Geliebt und verhasst, gibt es kaum einen Gegenstand in der Babywelt, der die Gemüter derart spaltet. Mit dem fünften Lebensmonat beginnt meistens die orale Phase, die mit dem zweiten Geburtstag endet. In dieser Phase entwickelt sich das sogenannte Urvertrauen des Kindes, die besondere Bindung zu Vater und Mutter.

Die Erfüllung der Grundbedürfnisse des Babys spielt eine entscheidende Rolle bei der Entwicklung von Sicherheit und Vertrauen. Wenn das Baby hungrig ist, wird durch das Stillen oder die Flaschenfütterung sichergestellt, dass seine grundlegenden Bedürfnisse nach Nahrung und Sättigung erfüllt werden.

Beim Füttern erfährt das Baby auch die wohltuende körperliche Nähe, den Hautkontakt und die liebevolle Berührung seiner Eltern. Diese Form der Zuneigung und körperlichen Nähe stärkt die emotionale Bindung zwischen Eltern und Kind und trägt zur Entwicklung eines tiefen Gefühls der Geborgenheit und Sicherheit bei. Während der Fütterungszeiten haben Eltern die Möglichkeit, liebevoll mit ihrem Baby zu interagieren. Sie nehmen Blickkontakt auf, sprechen liebevolle Worte und geben sanfte Berührungen. Diese positiven Interaktionen stärken die Bindung und fördern das Vertrauen des Babys in seine Eltern.

Die Reaktionsfähigkeit der Eltern auf die Hunger- oder Sättigungssignale des Babys ist von großer Bedeutung. Wenn Eltern einfühlsam und prompt auf diese Signale reagieren, fühlt sich das Baby ernst genommen und vertraut darauf, dass seine Bedürfnisse wahrgenommen und erfüllt werden. Eine regelmäßige Fütterungsroutine unterstützt ebenfalls die Entwicklung von Sicherheit und Vertrauen. Wenn das Baby eine Struktur und Routine beim Füttern erfährt, weiß es, dass es zu bestimmten Zeiten gefüttert wird und was es erwarten kann. Dadurch fühlt es sich sicherer und entwickelt Vertrauen in seine Umgebung.

Manche Kinder lutschen in der Zeit am Daumen. Andere Kids bekommen einen Schnuller, an dem sie nuckeln können wie der Uropa an seiner Cohiba. Neben ihrer schmerzlindernden und beruhigenden Wirkung können spezielle Schnuller sogar helfen, den Schluckprozess bei Neugeborenen zu trainieren. Vor allem als Einschlafhilfe schwören viele Mütter auf die Plastikbrustwarze.

Aber alles hat seine Schattenseiten … Der Schnuller funktioniert wie eine umgekehrte Zahnspange – er macht die Zähne schief. Denn beim Saugen am Schnuller erzeugt der Babymund einen Unterdruck. Dadurch entstehen Zugkräfte, die an den Zähnen und dem umgebenden Gewebe ziehen. Wichtig zu wissen ist aber, dass nicht alle Kinder, die einen Schnuller verwenden, schiefe Zähne bekommen. Die Auswirkungen hängen von verschiedenen Faktoren ab, wie der Häufigkeit und Intensität des Schnullergebrauchs, der individuellen Anatomie des Kindes und anderen genetischen oder umweltbedingten Faktoren.

Wenn du allerdings einen Schritt zurück gehst und dich fragst, warum dein Kind einen Schnuller eigentlich braucht, müssen wir uns ehrlich etwas eingestehen. Das Bedürfnis nach dem Nucki – ist ein Schrei nach Liebe und Geborgenheit. Ein Plastikstöpsel kann jedoch nie das leisten, was eine Umarmung und liebe Worte von Mutti und Papa können. Als kurzfristige Einschlafhilfe oder während stressiger Phasen (zum Beispiel der Autofahrt zum Arzttermin) ist er eine legitime Lösung und sollte Eltern nicht an ihren Fähigkeiten zweifeln lassen.

Aber Hand aufs Herz – brüllt dein Kind im Supermarkt, ist die Versuchung einfach riesig groß, den Plastikstöpsel zur Beruhigung einzusetzen, und ehrlich gesagt auch total nachvollziehbar. Sehe ich aber Eltern, die lieber mit dem Handy spielen, als sich mit dem eigenen Kind zu beschäftigen, kann ich mir einen nett gemeinten Hinweis oft nicht verkneifen. Meine große Klappe spricht im Namen aller Kinderherzen, wenn ich sage, dass der Schnulli kein Weltuntergang ist. Wenn du es schaffst, darauf zu verzichten, ist es super, aber mach dir bitte keinen Stress, wenn du ihn manchmal brauchst.

Annes Schnullerspielregeln

- Bleib immer bei der kleinsten Größe (Mamas Brust wächst ja auch nicht mit).
- Wähle Varianten mit flachem Saugteil und dünnem Schaft.
- Achte auf die Kennzeichnung: Schnullernorm DIN EN 1400.
- Verwende keine Schnullerkette (hier herrscht nicht nur Strangulationsgefahr, sondern der Nucki ist dauerhaft verfügbar, zusätzlich erhöhen sich die negativen Zugkräfte auf den Kiefer).
- Schmeiß den Schnuller schon bei kleinsten Rissen weg.
- Halte die Tragezeit so kurz wie möglich (zum Beispiel nur zum Einschlafen).
- Versuche, dein Baby erst mal über Körperkontakt zu beruhigen (in den Arm nehmen).
- Beginne mit der Entwöhnung so früh wie möglich (bitte keine Radikallösung – don't break hearts).

Wir haben einen Schnullerbaum vor der Praxis, an den die Kids ihren Schnuller so hängen wie Lametta an einen Weihnachtsbaum. Einmal pro Woche laden wir die Schnullerfee ein, um die Nuckis einzusammeln und an die neugeborenen Babys zu verteilen. Ist ein Kind so tapfer, den Nuckel abzugeben, gibt es natürlich eine Tapferkeitsurkunde.

Eine andere zuckersüße Idee ist es, den Nucki im Garten zu vergraben und an der Stelle über Nacht eine Blume oder ein kleines Geschenk wachsen zu lassen. Das schrittweise Abschneiden des Nuckis oder andere radikalere Methoden kann und möchte ich nicht empfehlen. Bis zum zweiten Lebensjahr ist für die meisten Schnuller aber trotzdem Sense. Der Mund braucht jetzt den Raum für andere Eindrücke, um sich gesund weiterzuentwickeln.

Hängen wir zu lange am Nucki, entsteht ein sogenannter lutschoffener Biss. Dann können wir nur noch mit den Backenzähnen abbeißen, atmen vor allem durch den Mund und bekommen dadurch schneller Löcher. Zusätzlich können sich auch andere Zahn- und Kieferfehlstellungen entwickeln, wie beispielsweise ein Kreuzbiss, bei dem die oberen und unteren Zähne nicht korrekt aufeinandertreffen.

Daumennuckeln – time to say goodbye

Dass sich der Daumen bei Babys und kleinen Kindern oft großer Beliebtheit erfreut, ist kein Wunder. Klein, weich und mundgerecht ist er 24/7 verfügbar und stillt ähnlich wie der Nucki (nur in der natürlichen Variante) unser kindliches Saugbedürfnis. Das hat nicht nur eine beruhigende Wirkung, sondern härtet noch dazu gut gegen Allergien ab. Denn mittlerweile hat sich die Erkenntnis durchgesetzt, dass nicht das Vermeiden von Kontakt mit Dreck oder Tierhaaren uns gegen die Ausbildung von Überempfindlichkeit schützt, sondern gerade die wohldosierte Begegnung damit. Durch das Daumenlutschen werden bestimmte Rezeptoren in der Mundhöhle aktiviert, die unser Immunsystem anspornen. Das regt die Produktion von Antikörpern an und trainiert es, auf bestimmte Reize angemessen zu reagieren.

Aber auch das Lutschen am Daumen führt zu einer falschen Zahnstellung. Genauso wie beim Schnulli ist es deshalb auch hier irgendwann Zeit, Abschied zu nehmen.

Das hört sich jetzt nach einer mittelalterlichen Bestrafungsmethode für Diebstahl an, bedeutet aber nur, dass der Daumen – oder ein anderer Finger, an dem herumgenuckelt wird – ab dem zweiten Lebensjahr eigentlich nichts mehr im Mund zu suchen hat. Mit alkoholfreien Bitterstoffen oder kleinen Gesichtern auf dem Daumen, um ihm eine Identität zu geben, kann man den Abschied unterstützen.

Auch hier gilt: Keep it cool and don't break hearts. Das klingt nicht nur nach einem neuen Megahit von Dua Lipa, sondern ich empfinde es als tolles Credo für die Kindererziehung im Allgemeinen. Immer wieder treffe ich verzweifelte Eltern, die sich selbst die Schuld geben und die schlimmsten Horrorszenarien von Kinderärzt:innen vorgetragen bekommen, wenn sie »ihr Kind nicht langsam in den Griff bekämen«.

Wir sind keine Roboter, die nach Schema F funktionieren, sondern vor allem als Babys zarte, hilflose Seelen, die über den Mund die Welt kennenlernen. Alles um uns herum ist eh schon aufregend genug. Eltern und Sprössling sollten ein Team sein und nicht gegeneinander kämpfen. Leichter gesagt als getan, vor allem wenn es ums Zähneputzen geht ...

Fragt man Expert:innen, empfehlen sie übrigens oft den Umstieg vom Daumen auf den Schnuller. Solltest du das in Erwägung ziehen, lies dieses Kapitel bitte noch einmal.

Putzrituale – Party im Badezimmer

Ich kann wahrscheinlich an einer Hand abzählen, wie oft mir Eltern im ganzen vergangenen Jahr gesagt haben: »Zähneputzen macht Justin Kevin so richtig Spaß. Ich krieg ihn fast nicht mehr aus dem Bad, so oft, wie er putzen will.« Die deutliche Mehrheit meiner Patient:inneneltern beklagt gladiatorähnliche Kampfsituationen, und die Angst vor den besorgt klingelnden Nachbar:innen ist manchmal größer als der Wunsch nach blitzeblanken Zähnen.

Jeder Kinderzahnarzt und jede Kinderzahnärztin wird dir eine andere Strategie vorschlagen. Eine liebe Kollegin von mir benutzt dafür gern den Slogan »Quick and dirty«. Heißt: Das Kind wird von einem Elternteil fixiert, und das andere Elternteil putzt. Wer ein Wrestlingfan ist, erinnert sich bei diesen Szenen wahrscheinlich an Hulk Hogan. Das funktioniert sicher in einigen Familien. Bekanntlich führen aber viele Straßen nach Rom, weshalb ich dir meinen – deutlich anstrengenderen Weg – zeigen möchte.

Zuerst einmal halte ich es nicht für nötig, einem einjährigen Kind zwei Minuten lang die Zähne zu putzen – drei- bis viermal für zehn Sekunden ist mehr als ausreichend und bietet dem Kind die Möglichkeit einer Pause zwischendrin. Wenn die Eltern so lange putzen, bis sich Justin Kevin schreiend meldet, und sie erst dann mit dem Zähneputzen aufhören, lernt er recht schnell: Schreien funktioniert super – das machen wir mal öfter, dann hört Mama mit dem Quark hier auf. Deshalb am besten mit drei Sekunden starten und direkt danach loben, schmusen und freuen, wie toll das »Wolken auf die Zähne«-Malen geklappt hat.

Ich bin ein Riesen-Fan von Hypnose und glaube, dass die Grundtechniken von jedem Elternteil easy erlernt werden können. In Trance putzen sich die Zähnchen deutlich leichter als in einer Kampfsituation. Kinder sehen ihre Eltern als Vorbild. Tanzt, singt und habt den Spaß eures Lebens beim Zähneputzen – und plötzlich verliert die Zahnbürste für fast jedes Kind den Schrecken. In unserem digitalen Zeitalter können zusätzlich auch Apps, You-Tube-Videos oder TikToks (hust … Eigenwerbung) äußerst hilf-reich sein. Kinderzahnärzt:innen helfen hier gern und sehen es als eine ihrer Hauptaufgaben an, Kindern und Eltern das Zähne-putzen beizubringen – deshalb mein Tipp: Zum Zahnarztbesuch bitte immer Zahnbürste und Zahnpasta mitbringen. Dann kann gemeinsam geübt werden.

Ich bin mir sicher, dass die Konsequenzen kurzzeitig schlecht geputzter Zähne auf das gesamte Leben gesehen weniger schlimm sind, als einem Kind zu vermitteln, dass Zähne sauber zu machen eine Bestrafung ist. Die Vorbereitung deines Kindes auf lebenslang gute Zahnputzgewohnheiten beginnt damit, ihm von klein auf bei-zubringen, das Zähneputzen zu lieben und wie eine warme Bade-wanne als Wellness und Selfcare anzusehen.

In vielen Fällen haben Kids keine Lust aufs Zähneputzen und verstehen nicht, wie wichtig die Mundwaschmaschine ist. Hier helfen nur ausgiebige Gespräche und Geduld. In einem späteren Kapitel statte ich euch mit einem Katalog an Hilfsmitteln zu diesem Thema aus. Manchmal kann aber tatsächlich das Lippenband der Übeltäter sein, der den Kindern das Zähneputzen madig macht.

Einmal kam eine junge Mutter verzweifelt in meine Praxis und erzählte mir, dass ihr einjähriger Sohn Leo beim Zähneputzen immer schrie. Es sei zu Hause ein richtiger Kampf. Ich fand heraus, dass er ein überdimensioniertes Lippenband hatte, das ihm auch bei der Zahnstellung Probleme machen könnte. Die Mutter stimmte einem kleinen Lasereingriff zu, um das Problem zu beheben. Schon eine Woche nach der Begegnung mit dem Laser waren im Mund keine Spuren mehr von unserem Eingriff sichtbar. Nach vier Wochen hatten wir gemeinsam Techniken geübt, wie das »Wolken auf die Zähne«-Malen von nun an zur Spaßveranstaltung würde.

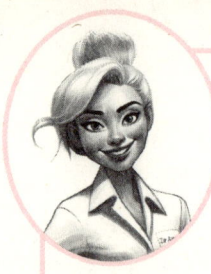

6 Monate bis 2 Jahre

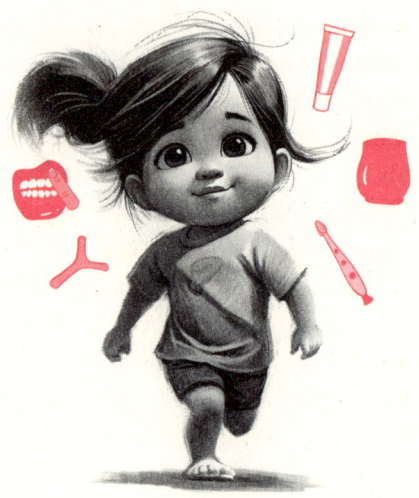

Erster Zahn, was nun, was braucht man?

- Zahnungshilfen wie Beißringe
- die erste Zahnbürste und Zahnpasta – am besten zweimal täglich putzen
- der erste Zahnarztbesuch steht bevor
- circa einmal im Monat die Ober- und Unterlippe vorsichtig anheben und auf Karies kontrollieren
- wenn Auffälligkeiten zu erkennen sind, steht ein (neuer) Besuch beim Zahnarzt oder der Zahnärztin an

Kuschelkurs – sobald sich die Zähne berühren: 2–4 Jahre

In dem Moment, wenn ein niedlicher Milchzahn das Licht der Welt erblickt, ist es an der Zeit, den Kinderzahnarzt oder die Kinderzahnärztin zu besuchen. Weil in dieser Phase aber so einiges passiert und Eltern eh schon im Dauerstress sind, sehen wir Kinderzahnärzt:innen unsere Patient:innen oft erst mit kompletter Milchzahngarnitur im Alter zwischen 2 und 3 Jahren.

Der Zahnarztbesuch beginnt damit, dass das Kind die spannende Umgebung kennenlernt. Der Zahnarzt oder die Zahnärztin nimmt sich im Idealfall die Zeit, die Kinder ganz individuell benötigen, um erst einmal anzukommen. Schließlich wollen wir, dass das Ganze nicht wie ein Albtraum abläuft, sondern wie ein spaßiger Ausflug zum Eisladen. Dafür überlegen sich viele Kinderzahnärzt:innen Strategien wie Zaubertricks oder Hypnosetechniken. Ist das Vertrauen aufgebaut, beginnt die erste aufregende Expedition in den Mund der kleinen Held:innen.

Die Zahnärztin oder der Zahnarzt untersucht tapfer die Gesundheit der Zähne und des Zahnfleischs. Keine Karies, keine Zahnfehlstellungen, kein störendes Zungen- oder Lippenband darf unentdeckt bleiben. Gibt es Behandlungsbedarf, halte ich wenig davon, die frisch entstandene Freundschaft zu riskieren und direkt zum Bohrer zu greifen. Maßnahmen wie die Doktorschule, bei der Kinder Füllungen an ihrem Lieblingskuscheltier üben, können helfen, die Angst vor Zahnärzt:innen gar nicht erst entstehen zu lassen.

Hacki und Backi – sind Löcher in den Zähnen vermeidbar?

Jeden Tag treffen sich zwei kleine Bösewichte an unseren Zähnen und warten auf alle Süßigkeiten, die sie kriegen können, um sich den Bauch vollzuschlagen. Einer von ihnen heißt Karius, der andere Baktus. Weil sie nix anderes außer Süßigkeiten essen, haben sie eigentlich immer schlechte Laune. Das Einzige, was ihnen so richtig Spaß macht, ist Löcher in Zähne zu hacken. Ist ein Zahn ordentlich demoliert, geht's ab zum nächsten und so weiter. Diese Rowdys treiben unbeirrt ihr Unwesen, doch Hilfe eilt herbei! Der Ritter im weißen Arztkittel besiegt, bewaffnet mit Rudi Rumpel und Schlürfi, Karius und Baktus in einem phänomenalen Putzmanöver.

So oder so ähnlich beschreiben Eltern ihren Kids die Entstehung von Löchern in den Zähnen. Was so einfach klingt, müsste doch eigentlich vermeidbar sein. Ja, Löcher sind vermeidbar, aber einfach ist das nicht. 95 Prozent aller Erwachsenen stellen im Lauf ihres Lebens ein Loch in ihren Zähnen fest. Damit ist Karies die weltweit häufigste Erkrankung. Entweder putzen also fast acht Milliarden Menschen falsch, essen zu viel Süßes oder es gibt ein gut gehütetes Geheimnis, welches über Jahrhunderte hinweg der Allgemeinheit verborgen blieb und nun gelüftet werden muss. Wahrscheinlich ist es eine Kombi aus allen drei Optionen.

Karius heißt eigentlich Streptococcus mutans und Baktus Lactobacillus. Ziel war es lange Zeit, sie mit allerhand Hilfsmitteln aus dem Mund zu verbannen. Doch weder Mundwasser noch ein spezielles Antibiotikum führte zu löcherfreien Zähnen. Diese Bakterien waren Bösewichte und grundsätzlich auf Krawall gebürstet, fragte man die Wissenschaftler:innen. Zahnärzt:innen wurden nicht müde, ihren Patient:innen zu erklären, dass Karies ansteckend sei und Eltern deshalb den Löffel ihrer Kinder nicht ablecken dürften. Kuscheln wäre die sichere Löchergarantie. Ein Impfstoff war bereits in der Entwicklung, um Streptococcus mutans endgültig den Garaus zu machen.

Wie in der modernen Popmusik gibt es auch in der Forschung zur Kariesentstehung Vorreiter:innen und Vordenker:innen. Willoughby Dayton Miller (ein Schüler von Robert Koch) ist im Prinzip der Michael Jackson der Kariologie. Schon 1890 stellte er fest, dass Karius (Streptococcus mutans) und Baktus (Lactobacillus) keine winzigen Abrissbirnen benutzten, um Löcher in Zähne zu hauen, sondern Säuren, und das auch nicht immer. Wie in unserer Geschichte am Anfang verspeisen sie am liebsten Zucker. Hauen sie sich den Bauch über lange Zeit voll, müssen sie wie wir irgendwann einmal auf die Toilette. Nicht in der Schüssel, sondern direkt auf unseren Zähnen landet dann ein Haufen übel riechender Pampe. Dieser Belag besteht aus Säure und macht aus unseren Zähnen Schweizer Käse. Die so entstehenden Löcher sind ein nettes Zuhause für weitere Bakterien, die fröhlich immer mehr Säure produzieren, solange sie Zucker als Treibstoff bekommen.

Dass Karius und Baktus in einer Siedlung auf unseren Zähnen leben und immer dann, wenn ein Schokoriegel vorbeikommt, eine richtig ausschweifende Toilettenparty schmeißen, ist aber noch nicht alles. Weil Siedlung wenig wissenschaftlich klingt, haben sich schlaue Köpfe den Namen dentale Plaque überlegt. Du erinnerst dich an die Pyramiden von Gizeh?

Die meisten Mikroorganismen leben am liebsten auf Oberflächen und bauen dort ihre Gemeinschaften auf. Sie sind super organisiert, und die Nachbar:innen verstehen sich spitzenmäßig untereinander. Auch Bakterien halten gern mal ein Schwätzchen ab und tauschen die neuesten News untereinander aus (»quorum sensing«). Wie in einer guten Nachbarschaft schützt man sich gegenseitig und ist so weniger anfällig für Einbrecher:innen. Klingt das nicht toll? Diese Siedlung kann aber nicht nur unsere Zähne zerstören, sondern auch für das Zahnfleisch zum Problem werden. Binnen nur weniger Stunden explodiert durch zu viel Zucker quasi die Bewohnerzahl und führt zu Monstertoilettengängen. Der wirksamste Ordnungshüter ist hier die Zahnbürste.

Ein paar Hamster wirbelten die wunderbare Welt der Wissenschaft so richtig auf und bewiesen, dass Karius und Baktus eigentlich ein gutes Herz haben. Streptococcus mutans hilft maßgeblich beim Aufbau des Biofilms und hält damit auch schädliche Bakterien von den Zähnen auf Distanz. Lactobacillus-Bakterien sind natürliche Probiotika. In der Studie aus dem Jahr 2015 von Wu »Inhibitory effect of lactobacillus salivarius on streptococcus mutans biofilm formation« fanden smarte Köpfe heraus, dass Lactobacillus salivarius auch mal harte Ansagen an Streptococcus mutans machen kann. Nämlich immer dann, wenn er es wieder mit dem Biofilmaufbau übertreibt. Halt, stopp! Das bleibt alles so, wie's ist. An Nachwuchs denkt Streptococcus mutans in Gegenwart von Lactobacillus auch deutlich weniger. Die Wissenschaftler:innen von früher entschuldigten sich zwar nicht persönlich bei den beiden, hoben aber das Kuschelverbot für Eltern wieder auf.

Durch die Hamsterforschung fand man heraus, dass Bakterien in unserem Mund inklusive Karius und Baktus am liebsten in einer Multikultigesellschaft leben. Da gibt es die Actinomyceten, Neisserien und viele Hunderte mehr. Diese friedliche Harmonie und Balance ist jedoch sensibel und fühlt sich schnell durch zu viel Süßigkeiten, zu wenig Spucke oder andere Cofaktoren gestört. Dann werden manche Bakterien wütend und beginnen wieder zu randalieren. Diese Geschichte nennen Wissenschaftler:innen »ökologische Plaquehypothese«, und sie zeigt, dass eine ausgewogene Ernährung – nicht einfach nur kein Zucker – effektiver die Friedensfahnen schwingt als alles andere. Wie durch Zauberei können dadurch auch randalierende Bakterien entwaffnet werden.

Nahrung ist Medizin – was, wann und wie viel uns guttut

Mein Onkel Ronald weiß: Bereits 53 Flaschen Bier täglich decken den Kalziumbedarf eines erwachsenen Menschen. Gesunde Ernährung kann so einfach sein. Aber was bedeutet eigentlich gesunde Ernährung? Welche Lebensmittel gehören unbedingt dazu, welches ist die wichtigste Mahlzeit des Tages, und wann sollten wir Kohlenhydrate essen?

Dank einer unglaublich cleveren Werbekampagne des Cornflakes-Herstellers John Harvey Kellogg, der selber Arzt war, glauben die meisten von uns, das Frühstück sei am allerwichtigsten. Das ist allerdings genauso Quatsch wie der Mythos, abends keine Kohlenhydrate mehr essen zu dürfen, um eine schlanke Linie zu behalten. Auch wenn uns vieles in unserem Körper spanisch vorkommt und selbst die gebildetsten Wissenschaftler:innen noch nicht alles wissen, sind ein paar Dinge glasklar.

- Wer sein Gewicht halten möchte, muss genauso viele Kalorien verbrennen, wie er/sie zu sich nimmt.
- Wer Gewicht zulegen möchte, muss mehr Kalorien futtern, als er/sie verbrennt.
- Wer Gewicht abnehmen möchte, muss mehr Kalorien verbrennen als futtern.

Eins vorweg – Kalorien zu zählen halte ich für Quark. Eine Flasche Cola hat genauso viel Kalorien wie eine Handvoll Mandeln. Die Wirkung auf unseren Körper könnte bei beidem jedoch kaum unterschiedlicher sein. Entscheidend ist also, was wir essen.

Spielt Zeit eine Rolle? Das Intervallfasten erfreut sich immer größerer Beliebtheit, und das zu Recht. Wer zwölf Stunden zwischen den Mahlzeiten pausiert, gönnt seinem Darm genügend Zeit, um das, was wir futtern, auch wirklich optimal zu verwerten.

Wer ständig zwischendrin snackt, läuft nicht nur Gefahr, schneller Löcher in den Zähnen zu kriegen, sondern auch, den Blutzuckerspiegel in den Wahnsinn zu treiben. Ständiges Essen ist weder Kids noch Erwachsenen zu empfehlen. Intervallfasten ist aber nichts für Schwangere, Stillende und im Wachstum befindliche Kinder. Für sie funktioniert folgendes Konzept super:

Frühstück (mindestens eine Stunde nach dem Aufstehen damit warten) – Mittagessen – Snack – Abendbrot (gern vor 18 Uhr).

Am besten alles immer zur gleichen Zeit, damit sich unsere innere Uhr an den Ablauf gewöhnt (mampfen, verdauen, mampfen, verdauen und so weiter).

Auf jedem Teller sollte ein guter Mix aus Proteinen, gesunden Fetten und komplexen Kohlenhydraten sein.

Proteine: Etwa 35 Prozent der Gesamtkalorien. Idealerweise 1,2 bis 2 Gramm je Kilogramm Körpergewicht.

Gesunde Fette: Etwa 30 bis 55 Prozent der Gesamtkalorien. Eine an das Paleoprinzip angelehnte Ernährung wird von vielen Fachkolleg:innen wärmstens empfohlen. Ist aber nicht für jede und jeden die Lösung, weshalb ich die Range deutlich größer setze.

Komplexe Kohlenhydrate: Etwa 10 bis 40 Prozent der Gesamtkalorien. (Siehe Fette)

Die krank machenden Top 4 bitte möglichst weglassen:
Gluten
Kuhmilch
Raffinierte Speiseöle
Zucker

Die prozentuale Verteilung der Makronährstoffe, die ich hier an-gegeben habe, basiert auf allgemeinen Ernährungsrichtlinien und Empfehlungen von Gesundheitsorganisationen wie der Deut-schen Gesellschaft für Ernährung (DGE) und dem US Department of Agriculture (USDA). Diese Richtlinien sind als allgemeine Leit-linien gedacht und können je nach individuellen Bedürfnissen va-riieren. Wer bei jeder Mahlzeit mit dem Gemüse startet, dann Pro-teine/Fette verspeist und zum Schluss komplexe Kohlenhydrate schlemmt, macht schon einiges richtig für einen stabilen Blutzu-cker.

Was idealerweise auf unserem Speiseplan steht, füllt bereits Tausende von Büchern, Podcasts und YouTube-Videos. Einer mei-ner absoluten Lieblingswälzer für Gesundheitsnerds ist: *Genious Foods* von Max Lugavere. Wer den sanften Einstieg in dieses Thema möchte, muss jetzt aber nicht in die nächste Buchhandlung ren-nen, sondern nur aufmerksam weiterlesen.

Der typische Speiseplan der westlichen Welt macht uns eher krank als gesund. Pizza, Light-Produkte, Zucker und jede Menge schlechter Fette gepaart mit Geschmacksverstärkern manipulie-ren unseren Stoffwechsel und stellen unser Sättigungsgefühl auf stumm. Wie oft hat sich wie durch Zauberhand die Tüte Chips bin-nen weniger Minuten in meinen Händen geleert, ohne dass ich da-rüber die Kontrolle hatte? Jetzt gerade wieder. Das liegt nicht nur an mangelnder Willenskraft, wieder in meine Lieblingsjeans von früher zu passen, sondern vielmehr an biochemischen Reaktio-nen, die unsere Hormone zum Beispiel für ein Sättigungsgefühl durcheinanderbringen.

Hochwertige Naturprodukte lösen keine Heißhungerattacken aus, oder wer gönnt sich abends vor dem Fernseher erst mal zehn Äpfel und ein halbes Kilo Salat? Der Big Bucket Popcorn ist für die meisten wohl verlockender. In einer Zeit, in der Body Positivity großgeschrieben wird, möchte ich trotzdem Risiken von Überge-wicht wie zum Beispiel Arteriosklerose nicht unerwähnt lassen.

Überschüssiges Körperfett wird durch eine ausgewogene Ernährung von ganz allein abgebaut, und das ohne Hungern, einfach weil der eigene Stoffwechsel wieder richtig in Gang kommt. Was wir dazu benötigen, erfährst du hier:

Makronährstoffe

1. Proteine

Schon beim Frühstück auf eine ausreichende Menge an Proteinen zu achten ist eine tolle Möglichkeit, den Körper mit wichtigen Nährstoffen für den Tag auszustatten. Der Name verrät schon, wie wichtig sie für unseren Speiseplan sind: Das griechische Wort *Proton* bedeutet »das Wichtigste«. Das sind Proteine in der Tat, wenn es um den Aufbau und die Reparatur unserer Zellen geht.

Gesunde Beispiele: Quinoa, Nüsse, Chlorella, Eier.

2. Kohlenhydrate

Viele Spitzensportler:innen schwören nach dem Training auf »Carbs« – auch am Abend –, um schneller zu regenerieren. Damit ist nicht die Portion Pommes frites rot-weiß gemeint, sondern zum Beispiel 100 Gramm Süßkartoffeln. Kohlenhydrate liefern uns Power. Unsere Muskeln funktionieren dabei als Akkus, die in Form von Glykogen immer wieder aufgeladen werden können. Laden wir zu viele oder kurzkettige Kohlenhydrate, reicht der Speicherplatz in den Muskeln nicht mehr aus, und wir bekommen das sogenannte Hüftgold. So wertvoll das auch klingen mag, ist es für uns alles andere als gesund. Mampfen wir zum Beispiel jede Stunde einen Karamellbonbon, schießt immer wieder der Blutzucker nach oben und führt über eine Insulinresistenz im Worst Case zu Diabetes und Herzerkrankungen. Nicht nur unsere Gesundheit nimmt uns das Schleckermäulchendasein übel. Dieser Lifestyle lässt uns außerdem schneller altern.

Gesunde Beispiele: Naturreis, Süßkartoffeln, Heidelbeeren, Hülsenfrüchte.

3. Fett

Unser Gehirn ist ein echter Specki und besteht zu großen Teilen aus Fett. Deshalb ist es nicht verwunderlich, dass unsere Vorfahr:innen erst zu richtig hellen Köpfen wurden, als sie anfingen, Fisch zu essen. DHA (Docosahexaensäure) macht uns smart, während EPA (Eicosapentaensäure) entzündungshemmend wirkt – beide finden wir zum Beispiel in wildem Alaska-Lachs. Fett zu verteufeln aus Angst vor dem Speckbäuchlein ergibt keinen Sinn. Auch hier gilt es, die richtige Auswahl zu treffen. Geht es um Fett, machst du besser halbe Sachen: Omega 3 lieben wir, Omega 6 aus billigen Pflanzenölen (zum Beispiel Rapsöl) wird ab sofort bitte nicht mehr eingekauft.

Unabhängige Ernährungswissenschaftler:innen warnen zunehmend vor dem Konsum von Pflanzenölen. Seit dem verstärkten Verzehr von Pflanzenölen, darunter auch Rapsöl, haben metabolische Erkrankungen stark zugenommen. Maria Cross, eine Lebensmittelwissenschaftlerin und Master in Public Health Food aus England, bezeichnet Pflanzenöle als »den neuen Zucker«, der Krankheiten und Leiden mit sich bringt. Sie betont, dass pflanzliche Öle mit einem hohen Gehalt an mehrfach ungesättigten Fettsäuren – wie zum Beispiel Rapsöl, Distelöl, Sonnenblumenöl, Leinöl und Erdnussöl – sich nicht zum Kochen und Erhitzen eignen, da bereits bei relativ niedrigen Temperaturen toxische Aldehyde entstehen können. Diese Aldehyde werden unter anderem mit Atherosklerose, Krebs, Herz-Kreislauf-Erkrankungen und Erbgutschädigungen in Verbindung gebracht.

Gesunde Beispiele: Kokosöl, Ghee, natives Olivenöl (bitte nicht zum Anbraten nehmen), Avocado.

Mikronährstoffe (kleine Auswahl)

Wer hier optimal versorgt sein möchte, dem empfehle ich, ein Blutbild erstellen zu lassen, die Mängel aufzuzeigen und, wenn nötig, Mikronährstoffe durch Nahrungsergänzungsmittel zu substituieren.

1. Fettlösliche Vitamine: E, D, K, A

Fettlösliche Vitamine speichern wir vor allem in der Leber. Sie können jedoch schnell überdosiert werden, deshalb sollte man zum Beispiel die Vitamin-D-Tropfen nie unbeaufsichtigt den Kids überlassen. Vor allem Vitamin D ist aber als Nahrungsergänzungsmittel für Jung und Alt superwichtig, gerade im Winter, wenn die Sonne, unser natürlicher Vitamin-D-Lieferant, nur selten scheint. Unzählbare Studien belegen die positiven Effekte eines ausreichend hohen Vitamin-D-Spiegels in unserem Blut.

2. Wasserlösliche Vitamine: B, C

Vor allem als Veggy solltest du B-Vitamine (insbesondere B12) regelmäßig als NEM (Nahrungsergänzungsmittel) einnehmen. Während Vitamin-C-Mangel uns heute nicht mehr so sehr verfolgt, war er vor 300 Jahren Todesursache Nummer eins bei Seefahrern. Erst als die Wissenschaft ihn als Ursache der Krankheit Skorbut identifizierte, konnte James Cook als erster Europäer meinen Lieblingsort auf der Welt entdecken: Hawaii. Er verdonnerte erst mal seine Mannschaft dazu, Obst und Sauerkraut zu essen, da beides viel Vitamin C enthält.

3. Coenzyme/Cofaktoren: Eisen, Kupfer, Zink

Bestimmte Metallionen, die sich an Enzyme binden, um sie zu unterstützen, nennt man Cofaktoren. Ein bekanntes Beispiel in unserem Körper ist ATP – unsere Zellbatterie. Ohne Batterie funktionieren weder die Fernbedienung noch unsere Zellen. Damit sie am Laufen bleibt, helfen zum Beispiel Holunderbeeren.

4. Mineralstoffe: Kalzium, Magnesium, Selen, Zink

Mineralstoffe sind wie Mitarbeiter eines hippen Start-ups. Jeder Mineralstoff hat dabei eine ganz eigene, wichtige Aufgabe und ist hochmotiviert, das Unternehmen »Körper« zu pushen. Zum Beispiel ist Kalzium ein starker Supporter unser Knochen. Eisen ist als Energiebooster der Motivationscoach des Teams. Er ist vermehrt in Brokkoli und Grünkohl enthalten.

Ohne sein Team hätte Elon Musk keine Raketen und E-Autos bauen können und ohne Mineralstoffe läuft auch bei uns nix.

Man unterscheidet Mengenelemente von Spurenelementen. Mengenelemente kommen im Körper in größeren Mengen vor, typischerweise über 50 Milligramm pro Kilogramm Körpergewicht. Zu den Mengenelementen gehören beispielsweise Natrium, Kalzium und Magnesium. Diese Mineralstoffe spielen eine wesentliche Rolle bei der Aufrechterhaltung des osmotischen Gleichgewichts, der Muskelkontraktion, der Nervenfunktion und der Knochengesundheit. Da sie in größeren Mengen benötigt werden, sollten sie regelmäßig über die Nahrung aufgenommen werden. Lebensmittel wie Salz, Milchprodukte, grünes Blattgemüse und Nüsse sind gute Quellen für Mengenelemente.

Spurenelemente sind Mineralstoffe, die in geringeren Mengen, typischerweise unter 50 Milligramm pro Kilogramm Körpergewicht, benötigt werden. Hierzu zählen unter anderem Eisen, Selen, Zink und Kupfer. Obwohl sie nur in klitzekleinen Mengen vorkommen, sind sie dennoch für zahlreiche biochemische Funktionen im Körper von großer Bedeutung. Spurenelemente sind oft Bestandteile von Enzymen und wirken als Katalysatoren bei verschiedenen Stoffwechselprozessen. Gute Quellen für Spurenelemente sind beispielsweise Vollkornprodukte, Nüsse und Samen.

5. Neurotransmitter

Unser Gehirn funktioniert wie ein riesiges Callcenter. Es gibt Milliarden von kleinen Callcenteragent:innen in deinem Gehirn, die miteinander sprechen und wichtige Informationen austauschen müssen. Und kennst du das, dass man in einem Telefonat mal ein Wort falsch ausspricht oder ein schlechtes Signal hat und der oder die andere es nicht hören kann? Nun, manchmal passiert das auch in deinem Gehirn. Deshalb sorgen »Neurotransmitter« dafür, dass die Nachrichten immer klar und deutlich ankommen. Wenn sie eine Nachricht erhalten, springen sie schnell von einem Apparat zum anderen, um sicherzustellen, dass alle Informationen ihr Ziel erreichen.

Aber manchmal herrscht auch hier Personalmangel oder das Team ist müde und unmotiviert. Dann kann es passieren, dass deine Nachrichten nicht so schnell oder klar sind wie sonst. Das ist in Ordnung und kommt in den besten Unternehmen vor – du musst nur darauf achten, genug Pausen zu machen, gut zu schlafen und die richtigen Lebensmittel zu futtern.

Leidest du plötzlich an Stimmungsschwankungen, Müdigkeit und kannst dir irgendwie nix mehr richtig merken, wird es vielleicht Zeit für »Brainfood«. Das sind Lebensmittel, die reich an Nährstoffen sind, die für das Gehirn und die Neurotransmitterproduktion wichtig sind. Dazu gehören beispielsweise Omega-3-Fettsäuren aus Fisch, Nüsse und Samen, Beeren, grünes Blattgemüse, Vollkornprodukte und bestimmte Gewürze wie Kurkuma. Aber welche Neurotransmitter gibt es eigentlich?

1. *Dopamin* ist der Tony Robbins der Neurotransmitter und gibt uns den nötigen Drive. Um genug davon zu haben, brauchen wir zum Beispiel die B-Vitamine.
2. *Acetylcholin* hatte Kolumbus wahrscheinlich eine ganze Menge, denn es fördert unsere Abenteuerlust und Kreativität. Lernschwierigkeiten bei Kids können auf einen Mangel an genau diesem Botenstoff zurückgehen. Um genug davon zu haben, brauchen wir zum Beispiel Nüsse, Eigelb und Butter.

3. *Gaba* ist der Yogi in uns. Gaba ist die kleine Stimme in unserem Kopf, die »Keine Panik auf der *Titanic*« flüstert und uns beruhigt. Um genug davon zu haben, brauchen wir zum Beispiel Linsen und Proteine.

4. *Serotonin* macht uns happy. Es beeinflusst aber nicht nur unsere Stimmung, sondern mischt auch bei der Verdauung mit und regelt unseren Appetit. Serotonin wird nicht direkt durch Lebensmittel aufgenommen, aber Eier, Quinoa oder dunkle Schokolade sind reich an Tryptophan – ein wichtiger Baustein des Serotonins.

6. Prä- und Probiotika

In unserem Verdauungssystem schmeißen die Bakterien täglich eine Hausparty. Ist das Catering für die Party exzellent, steht einem Erfolg nix entgegen. Gibt es dagegen nur abgestandenes Junkfood, haben die Partygäste schnell schlechte Laune und machen uns Bauchschmerzen. Präbiotika stehen optimalerweise auf dem Partybüfett.

Jeden Morgen gönne ich mir einen Teelöffel Flohsamenschalen in einem Glas Wasser, und was soll ich sagen? Mein Tag läuft verdauungstechnisch seither wie geschmiert. Auch Zwiebeln, Bananen, Knoblauch, Schwarzwurzeln, Topinambur und Artischocken sind natürliche Präbiotika, sie enthalten nicht verdaubare Lebensmittelbestandteile wie Inulin, die das Wachstum und die Aktivität der Bakterien im Dickdarm fördern – die oft genannten Ballaststoffe. Präbiotika halten die Party in unserem Bauch am Laufen.

Probiotika kann man sich als Ordnungshüter vorstellen. Mit Milchsäurebakterien und Hefen, die Lebensmitteln zugesetzt werden, enthält unsere Darmpolizei durch sie Unterstützung im Kampf gegen randalierende Bakterien. Sauermilchprodukte wie Joghurt, Kefir und Ayran sind dabei natürliche Super-Probiotika. Die Europäische Behörde für Lebensmittelsicherheit (EFSA) hat bisher übrigens alle geprüften Werbeaussagen der bekannten morgendlichen probiotischen Drinks negativ bewertet. Demnach gibt es keine wissenschaftlichen Belege für deren gesundheitsfördernde Wirkung. Schade, mir haben diese Zuckerbomben immer wahnsinnig lecker geschmeckt, und ich hatte gehofft, damit gleich noch etwas für meine Gesundheit zu tun. Morgens besser auf Actimel und Co. mit angeblich probiotischer Wirkung verzichten, dafür beim nächsten Döner gern einen Ayran dazubestellen. Guten Appetit!

Der Weg zur Gesundheit führt durch die Küche, nicht durch die Arztpraxis. Aber auch ich bin nicht perfekt und wünschte, ich hielte mich zu 100 Prozent an alles, was ich in diesem Kapitel geschrieben habe. Vielleicht erst mal entspannt mit sechs Tage Clean Eating und einem Cheatday starten?

Annes Einkaufsliste

- *Soulfood:* Gojibeeren, dunkle Schoki
- *Fresh & Fruity:* Spinat, Brokkoli, Blumenkohl, Gurke, Paprika, Lauch, Salat, Zucchini, Pilze, Heidelbeeren, Himbeeren
- *Spice it up:* Zwiebeln, Knoblauch, Ingwer, Kurkuma, Limettensaft, Apfelessig
- *Milky:* Mandelmilch, Cashewmilch, Kokosmilch, Ziegenmilch, Kokosjoghurt, Mandeljoghurt
- *Healthy carbs:* Pastinaken, Kürbis, schwarzer Reis, Amaranth, Quinoa, Kartoffeln, Süßkartoffeln, glutenfreie Haferflocken
- *Proteins:* Bio-Eier, Nudeln aus Hülsenfrüchten, Tempeh, Hülsenfrüchte
- *Gesunde Fette:* Avocado, Kokosöl, native kaltgepresste Öle, Kürbiskernöl, diverse Nüsse zum Beispiel Cashews

Das Schokoladenbündnis – Mut zur Ehrlichkeit

In der Regel beginnt das Gespräch mit den Patient:innen in der Praxis mit dem Kühlschrankinhalt. Egal ob in Deutschland oder Abu Dhabi – Kinder lieben Nutella, Kakao und alles andere, was Zahnärzt:innen verteufeln. Ich esse nie Schokolade. Der letzte Satz ist eine Lüge.

Ich gehörte lange Zeit zu den Kolleg:innen, die Wasser predigten und Wein tranken. Bis heute kann ich bei Kinderschokolade nur schwer widerstehen. Seit ich gelernt habe, es zuzugeben, nehmen mich die Kinder ernster. Denn sie merken, dass auch mir Verzicht schwerfällt. Meist sind es aber vor allem die Eltern, die ich überzeugen muss, etwas zu verändern.

Ich erinnere mich an das fünfjährige Mädchen mit komplett verfaulten Zähnen, nennen wir sie Hanna. Hanna wurde bereits von den Kindern in der Kita wegen ihrer schwarzen Zähne gehänselt. In der Folge hatte sie gelernt, ihre Zähne zu verbergen, und sich das Lächeln abgewöhnt.

Ich sagte zu ihrer Mutter: »Stell dir vor, es ist keine Tüte Gummibärchen, sondern eine Schachtel Zigaretten. Stell dir vor, es ist kein Kakao, sondern eine Flasche Wodka.«

Die Mutter schaute mich ungläubig an und lachte: »Und was mache ich mit den Großeltern?«

»Sag ihnen, dein Kind hat Diabetes, vielleicht noch nicht jetzt, aber bald, wenn ihr so weitermacht. Und damit lügst du noch nicht einmal.«

Die Mutter wechselte die Gesichtsfarbe. »Sie sind doch Zahnärztin, was hat das mit Ihnen zu tun? Reparieren Sie die Löcher und fertig!«

»Ich bin Anne, wir können uns duzen, und ich möchte das Beste für dein Kind. Was bringt es, Löcher zu bohren und zu füllen, wenn in einem Jahr wieder neue Löcher da sind? Dafür ist mir meine Zeit zu schade, und euer Geld wäre rausgeschmissen. Entweder ihr ändert eure Ernährung, oder ihr müsst euch einen neuen Zahnarzt suchen.«

Mit dieser Strategie habe ich auch schon Patient:innen verloren und Google-Bewertungen mit nur einem Stern erhalten, aber dieses Risiko gehe ich gern ein.

Auch Hannas Mutter verließ erst einmal wütend die Praxis. Doch drei Tage später klingelte das Telefon. Die Stimme am anderen Ende der Leitung wollte mit mir persönlich sprechen.

»Wir machen das. Wir stellen die Ernährung um, aber wie soll ich das Hanna erklären? Sie hört einfach nicht auf mich.«

Ich lud sie ein weiteres Mal ein. Diesmal sprach ich nur mit Hanna. Mama musste draußen warten. Ich zeigte Hanna Bilder von gesunden Kindern und was sie üblicherweise aßen. Unter den Bildern versteckte sich auch der Speiseplan der Eiskönigin Elsa. Sie liebt Heidelbeeren, erzählte ich ihr. Dann zeigte ich ihr kranke Zähne und den dazugehörigen Speiseplan. Wir verabredeten Folgendes:

Frühstück: Haferflocken mit Heidelbeeren und Mandelmilch oder Vollkornbrot mit Avocado und Ei.
Mittagessen: Gibt's in der Kita.
Snack: Apfel, Nüsse, Beeren.
Abendbrot: 1 Portion Gemüse, 1 Ei oder ein Stück Fleisch.

»Schokolade/Nutella und Co. kauft Mama nicht mehr. Wenn zum Beispiel in der Kita Geburtstag gefeiert wird und jemand einen Kuchen mitbringt, entscheidest du selbst, ob du etwas davon essen möchtest. Ich verbiete es dir nicht, glaube aber ganz fest daran, dass du die richtige Entscheidung treffen wirst.«

Mama gab ich folgende Nahrungspyramide mit.

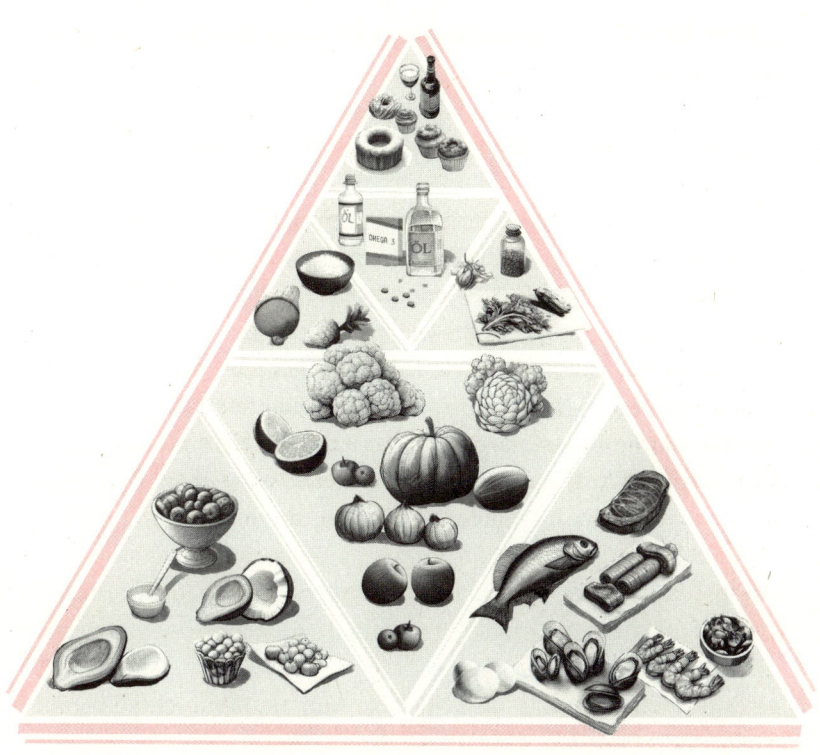

Die Ernährungspyramide

Um auf Nummer sicher zu gehen, schloss ich einen Vertrag mit Hanna ab. Diesen Vertrag unterschrieben Hanna, ihre Mutter und ich. Wir planten den Termin zur Reparatur der kaputten Zähne unter der Bedingung, dass der Vertrag eingehalten wird. Als mich die Mutter etwas verzweifelt ansah, sagte ich:

»Voller Einsatz führt zu vollem Erfolg, halber Einsatz zu keinem Erfolg. Es wird kein leichter Weg, aber ich verspreche euch, er wird sich lohnen.«

In solch schwierigen Fällen ruft ein Mitglied meines Teams einen Tag nach dem Termin an, erkundigt sich nach dem Befinden und klärt noch offene Fragen. Manchmal motiviert meine Mitarbeiterin auch einfach nur die Eltern, das Besprochene einzuhalten.

Nach zwei Wochen sahen wir uns wieder, Hanna mit blitzblank geputzten Zähnen, obwohl das nur die kleinste Veränderung war. Mutter wie auch Tochter berichteten stolz vom neuen Speiseplan. Statt Pommes hatten sie Süßkartoffeln für sich entdeckt, und statt sich bei dem goldenen M zu versorgen, ging es seit unserem letzten Termin zum Bauern nebenan, um frische Eier und Gemüse zu kaufen. Die Neurodermitis von Hanna sei ebenfalls viel besser geworden. Ich hielt mein Versprechen und reparierte alle Zähne. So sah die Mutter Hanna nach langer Zeit wieder lachen. Sie fiel mir in Arme.

»Gern geschehen. Aber dank dir selbst. Ihr könnt stolz auf euch sein.«

Als Kinderzahnärztin muss ich auch den Problemen Aufmerksamkeit schenken, die mir ins Auge springen, obwohl ich nicht danach gefragt werde. Und ich darf nicht so tun, als hätte ich selbst all diese Probleme nicht. Durch irreführende Werbung – das Einhorn ist nicht auf dem Apfel, sondern auf der Cornflakespackung – und eine käuferfreundliche Platzierung ungesunder Lebensmittel – neben der Kasse auf Kopfhöhe der Kinder – wird Eltern im Supermarkt das Leben oft schwer gemacht. Kinderkekse, Quetschies und selbst Pre-Nahrung sind Zuckerbomben und haben wenig mit einer ausgewogenen Ernährung zu tun.

Fluoride – Pflicht oder Gift?

Mit den folgenden Seiten begebe ich mich nicht nur fachlich auf hauchdünnes Eis, sondern riskiere rollende Augen bei vielen meiner Kolleg:innen.

Kaum jemand zweifelt mehr daran, dass eine lebenslange Zufuhr von Fluoriden dafür verantwortlich ist, dass es weniger Karies in der Bevölkerung gibt. Wir diskutieren nicht mehr darüber, ob Fluoride hilfreich im Kampf gegen Löcher sind. Hört man auf den absoluten Großteil der Zahnis, ist das eklig schmeckende gelbe Gel ab dem sechsten Lebensjahr einmal die Woche Pflicht. Auch wenn Fluorid kein essenzieller Nährstoff ist (laut National Academy of Sciences), wir ihn also zum Leben nicht unbedingt brauchen, empfiehlt die wissenschaftliche Leitlinie zum Thema Fluorid, ab dem ersten Zahn Vollgas zu geben, und begründet ihre Empfehlung mit einer erdrückenden Anzahl von wissenschaftlichen Studien. Sind alle Menschen mit fluoridfreier Zahnpasta in ihren Zahnarzt oder die Zahnärztin verliebt und versuchen, möglichst oft einen Grund zu finden, um in die Praxis zu kommen? Ich denke nein.

Ich putze meine Zähne ohne Fluorid, und mein Mann ist kein Zahnarzt, außerdem mag ich keine Löcher außer in Schweizer Käse. Sollte ich einmal das Glück haben, eigene Kinder zu haben, werde ich auch für sie eine fluoridfreie Zahnpasta verwenden. Eine riesige Bandbreite an Studien gibt mir unrecht, und trotzdem muss ich meinen Dickschädel wieder durchsetzen – warum?

Immer mehr Untersuchungen zu giftigen Nebenwirkungen einer Fluoriddauergabe gelangen ans Tageslicht. So ist es längst keine Verschwörungstheorie mehr, dass es sich zum Beispiel bei Natriumfluorid um einen Stoff handelt, der bei jahrelanger täglicher Anwendung schleichend zu dramatischen Nebenwirkungen führen kann. Diese verbindet jedoch kaum jemand mit der Zahnpasta.

Tatsache ist aber, dass Fluoride nicht abbaubare Umweltgifte sind, die bei einem Kind von 20 Kilogramm Körpergewicht einen Grenzwert von 1 Milligramm pro Tag haben. Allein über die Nahrung und das Trinkwasser nehmen wir zwischen 0,2 und 0,5 Milligramm täglich auf. Die empfohlene Tagesmenge für Kinder liegt je nach Alter bei 0,25 bis 0,75 Milligramm. Damit stellt sich mir die Frage nach der Notwendigkeit einer zusätzlichen Gabe von Fluorid.

In den 1980er-Jahren fand man an der Universität Zürich heraus, dass Kinder beim Zähneputzen bis zu einem Drittel der Zahnpasta verschlucken, was bei den bekannten Kinderzahnpasten schon eine Menge von 0,3 bis 0,9 Milligramm Fluorid ausmachen kann. Nimmt man nun den Speiseplan und die lecker schmeckende Erdbeer-Kinderzahnpasta zusammen, erreicht man schnell den Grenzwert. Das kann im weniger schlimmen Fällen zu Durchfällen führen. Bei 32 bis 64 Milligramm Fluorid pro Kilogramm Körpergewicht gehen jedoch bei uns allen die Lichter für immer aus.

Ich möchte keine Angst schüren und denke, die Wahrheit, ob und wie essenziell wichtig Fluorid in der Zahnpasta ist, liegt in unserem zukünftigen Wissen. In 100 Jahren hat Fluorid vielleicht den Stellenwert, wie ihn heut Amalgam genießt, aber dazu später mehr. Sieht man Karies nicht als Fluoridmangelproblem, sondern als Zivilisationskrankheit, die durch Bakterien verursacht wird und auf eine Entgleisung des Säuren-Basen-Haushalts sowie genetische Gegebenheiten zurückgeht, liegt die für mich logischere Löcher-Vermeidungsstrategie auf der Hand: eine gesunde, ausgewogene Ernährung.

Ich könnte ein ganzes – aber ziemlich langweiliges – Buch mit dem Thema Fluorid füllen, und vielleicht mache ich das auch noch eines Tages. Bis dahin möchte ich allen Fluoridbefürwortern jedoch einen Kompromiss anbieten, wie wir ihn in meiner Praxis handhaben:

Wir nutzen Fluorid als Kariestherapeutikum für kleine beginnende Defekte in den Zähnen und bei Kindern mit einem hohen Kariesrisiko zum Beispiel bei schlechter Mundhygiene und Naschkatzen.

Solange die Kinder die Zahnpasta noch nicht ausspucken können und sie eine gesunde Ernährung bekommen, verzichten wir auf eine fluoridierte Zahnpasta.

Bei sehr zuckerreicher oder unausgewogener Ernährung – die man nicht verändern kann oder möchte – empfehlen wir eine fluoridierte Zahnpasta.

Wir werden nicht müde, über die Wichtigkeit gesunder Ernährung zu informieren, überlassen aber nach objektiver Aufklärung und mit Hinweis auf die wissenschaftliche Datenlage den Eltern schlussendlich die Entscheidung.

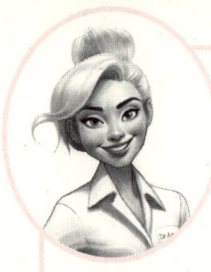

2 bis 4 Jahre

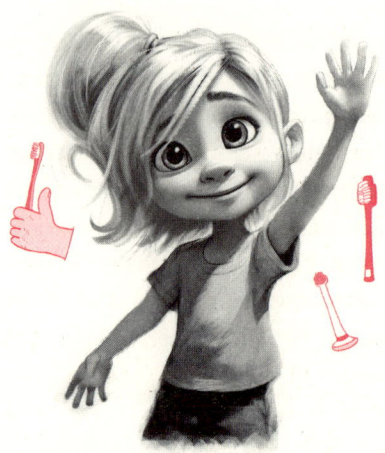

Zwei-Bürsten-Technik:

- elektrische oder eine Handzahnbürste (die die Eltern zum Nachputzen benutzen, Oberlippe anheben beim Putzen nicht vergessen): Beide Zahnbürsten reinigen bei richtiger Anwendung gründlich, es kommt auf die Technik an!
- plus dazu eine eigene Handzahnbürste für die Kids zum selber üben
- Fluoridzahnpasta (wenn gewünscht)
- mit Zahnseide starten
- KAI-Technik: **K**auflächen schrubben, **A**ußenflächen kreisend putzen, **I**nnenflächen auswischen

Einen Zahn zulegen – was Haifische mit Menschen gemein haben: 5 – 7 Jahre

Krokodile und Haie könnten so viel Schokolade essen, wie sie wollen, ohne Angst zu haben, einen Zahn zu verlieren, denn die Natur hat sie quasi mit Reservezähnen gesegnet. Fällt einer aus, wächst schwuppdiwupp ein neuer nach. Bei uns Menschen ist das leider nicht ganz so. Unsere Erstausstattung besteht aus 20 milchweißen, klitzekleinen Beißerchen, die meist im Alter von sechs Monaten anfangen, das Licht der Welt zu erblicken. Erst mit sechs Jahren beginnen unsere Erwachsenenzähne zu schlüpfen und verabschieden die Babyzähne an die Zahnfee. Bei dem Wechsel der vier Unterkieferfrontzähne passiert es nicht selten, dass sich der Erwachsenenzahn keine Zeit lassen möchte, bis sein Vorgänger von allein rausfällt, und einfach in zweite Reihe durchbricht. Für einen kurzen Moment erinnert das an ein Haifischgebiss.

Kinderzahnärzt:innen werden bei diesem Anblick nicht zu faszinierten Meeresbiolog:innen. Viel eher wird er oder sie nicht lange zögern und den standhaften Milchzahn aus dem Mund »wegzaubern«. Haifischzähne bei Kindern erlauben uns Zahnis einen Blick in die Zukunft unserer Patient:innen. Die Glaskugel sagt in den meisten Fällen, dass sich Haifischkinder auf eine Zahnspange freuen dürfen, weil in ihrem Kiefer zu wenig Platz ist.

Der Milchzahnwechsel ist ein beeindruckender Prozess, bei dem die kleinen Babyzähne nach und nach Platz machen für ihre großen Geschwister, die bleibenden Zähne. Dieses aufregende Ereignis beginnt normalerweise im Alter von etwa sechs Jahren und ist ein Meilenstein auf dem Weg zu einem strahlenden Lächeln.

Die Abfolge des Ausfalls der Milchzähne und dem Erscheinen der bleibenden Zähne wird von genetischen und hormonellen Faktoren gesteuert. Wenn die Zeit gekommen ist, lösen sich die Wurzeln der Milchzähne behutsam auf, und die Zähne werden ein bisschen wacklig. Schließlich verabschieden sie sich mit einem freudigen Hüpfer, um den Platz frei zu machen für die neuen Zähne, die bereits voller Vorfreude darauf warten, die Bühne zu betreten. Der Tanz des Zahnwechsels beginnt meistens mit den Schneidezähnen und setzt sich dann mit einer Bewegung von vorne nach hinten fort.

Ob man dem Zahn ein bisschen Unterstützung beim Ausfallen geben sollte oder nicht, ist eine Frage, die wir Zahnis individuell entscheiden. Schafft es ein Erwachsenenzähnchen nicht, durchzubrechen, weil es sich ein Milchzahn zum Beispiel zu bequem im Mund gemacht hat, wird es Zeit (wie beim Haifischszenario), Abschied zu nehmen. In den meisten Fällen ist es jedoch am besten, die Zähne ihre natürliche Reise antreten und sie von selbst herausfallen zu lassen. Ein wenig Wackeln und Rütteln am Zahn kann das Zahnfleisch ein bisschen kitzeln und ist völlig okay, aber wir möchten natürlich vermeiden, dass die Milchzähne das umgebende Gewebe ärgern oder ihre wichtige Platzhalterfunktion verlieren. Wenn du dir unsicher bist, ist es immer eine gute Idee, den Zahni deines Vertrauens zurate zu ziehen.

Und was ist mit der sagenumwobenen Zahnfee? Diese märchenhafte Figur hilft vielen Kindern dabei, ihre Milchzähne zu verabschieden. Man sagt, wenn du deinen ausgefallenen Zahn behutsam unter dein flauschiges Kopfkissen legst, wird die Zahnfee in der Nacht vorbeikommen und ihn gegen ein kleines Geschenk eintauschen. Ob du deinen Zahn als Erinnerung behalten oder ihn gegen einen Obolus eintauschen möchtest, bleibt dabei dir überlassen. Für diejenigen, die ihren Zahn behüten möchten, gibt es eine Fülle von bezaubernden Zahnkästchen und -dosen, die eigens dafür geschaffen wurden, diese besonderen Schätze sicher aufzubewahren.

Schutzlack – Geheimgänge verschließen

Ich glaube, Mutter Natur hat keine hellseherischen Fähigkeiten. Wenn doch, wäre wohl einiges in der Menschheitsgeschichte anders gelaufen. Vielleicht würden wir immer noch am unteren Ende der Nahrungskette rumlungern und auf allen vieren die Reste von dem Knabbern, was andere Zeitgenoss:innen übrig gelassen haben. Wäre Mutter Natur Nostradamus, wäre wohl auch nie die Atombombe erfunden worden und unsere Backenzähne hätten ein ganz anderes Design erhalten. Aber wer konnte schon ahnen, welchen Unsinn unser Kopf und Kühlschrank im 20. Jahrhundert hervorbringen würden?

Im Gegensatz zu Falten und Grübchen im Gesicht meiner Oma, die ich sehr sympathisch finde, sorgen schon klitzekleine Furchen in den Backenzähnen bei mir für Bauchschmerzen. Diese sogenannten Fissuren sind winzig kleine Geheimgänge für Bakterien, die darin fröhlich ihr Lager aufschlagen, um bei der kleinsten Portion Zucker zum Rowdy zu mutieren und unsere Zähne beschädigen. Theoretisch könnte hier natürlich die Zahnbürste eine ordentliche Mundwaschmaschine starten, praktisch sind die Borsten aber einfach nicht fein genug, um bis in den letzten Winkel der Geheimgänge vorzustoßen. Nicht selten bilden sich dadurch Löcher in den Backenzähnen.

Anders als beim Gesicht meiner Oma, welches über die Jahre von glatt wie ein Babypopo zum Shar Pei wurde, läuft bei unseren Zähnen die Zeit gefühlt rückwärts. Unsere Backenzähne schlüpfen mit himalajaähnlichen Kraterlandschaften und werden durch den Gebrauch im Alter fast faltenfrei. Um diesen Prozess zur Faltenfreiheit aus genannten Gründen zu beschleunigen, benutzen wir Zahnis aber kein Botox und Co., sondern Kunststoffe. Bei der sogenannten Zahnversiegelung werden die Geheimgänge erst mal mit einer Bürste oder wenn nötig mit Rudi Rumpel gereinigt. Danach erfolgt ein Waschgang mit Zahnshampoo. Die blitzeblanke

Zahnoberfläche samt Furchen wird dann mit einem dünnflüssigen Kleber und Kunststoff geflutet. Das verschließt alle Geheimgänge und erleichtert unserer Zahnbürste die Arbeit. Vom 6. bis zum 18. Lebensjahr übernimmt die gesetzliche Krankenkasse hierfür die Kosten. Je früher die Geheimgänge für uns Zahnis sichtbar werden, desto eher empfehlen wir das Prozedere.

Und der Erfolg ist sichtbar: Bis zu 50 Prozent weniger Karies hatten Kids mit versiegelten Zähnen im Vergleich zu Kindern ohne Schutzlack in einer zwei Jahre andauernden Studie. Seit 1960 gibt es die Zahnversiegelung, und sie ist ein toller Weg, um Löcher zu verhindern. Das Ganze funktioniert aber nur, wenn die Fissurenversiegelung auf blitzeblank saubere Zähne geklebt wird. Versiegelt man, warum auch immer, dreckige Zähne, unterstützt man randalierende Bakterien sogar noch bei ihrem Demolierungsvorhaben und sorgt für Löcher. Deshalb bitte nur nach professioneller Zahnreinigung Geheimgänge dicht machen.

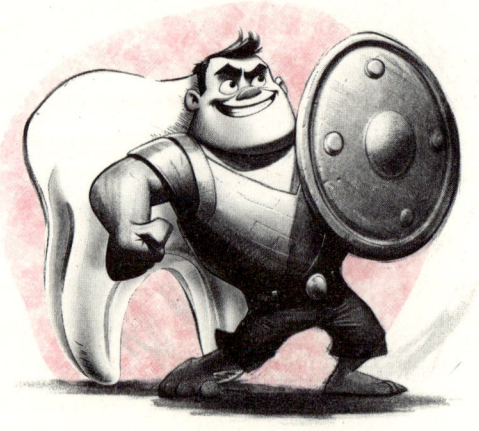

Wenn die Zähne bröckeln – Kreidezähne und wie gehe ich damit um?

Während in San Francisco ein paar Hippies die Flower-Power-Zeit starteten und Love and Peace sangen, bahnte sich eine Zahnerkrankung ihren Weg, um die gute Laune zu stören. Erstmals 1970 entdeckten Zahnärzt:innen »cheese molars«. Was nach einem leckeren Snack fürs Kino klingt, stellte Zahnis in den letzten Jahrzehnten vor eine große Herausforderung. Frisch geschlüpfte Erwachsenenzähne, die eigentlich ein Leben lang halten sollten, zeigten sich bereits von Anfang an komplett zerstört und butterweich.

Auch wenn man bei ihrem Anblick schnell an Karies denken könnte, haben die sogenannten Kreidezähne damit so viel zu tun wie Himbeereis mit Ziegelsteinen. Beides ist zwar schlecht für die Zähne, aber aus ganz unterschiedlichen Gründen.

Von weißen Flecken auf den Frontzähnen bis hin zu komplett bröckeligen Baustellen bei den ersten Backenzähnen war und ist der Leidensweg der betroffenen Kids mit Kreidezähnen oft sehr hoch. Aus Hilflosigkeit und Unwissenheit pampelten wir Zahnis in der Vergangenheit allerhand Pasten und Gele auf die betroffenen Zähne, die aber eher schlecht als recht wirkten. Gott sei Dank gibt es schlaue Köpfe, die sich nicht nur Strategien überlegt haben, aus den Baustellen wieder funktionsfähige Beißer zu basteln, sondern auch nicht müde werden, die Ursachen zu erforschen. Prof. Dr. Katrin Bekes verfasste für Zahnis eine Art »Kreidezähne-Bibel« und half damit nicht nur überforderten Zahnärzt:innen, sondern vor allem zahlreichen Kids und Eltern. Danke, Katrin!

Kreidezähne heißen in der Fachsprache Molare Inzisive Hypomineralisation, kurz MIH, und wie der Name schon sagt, werden die Molaren dabei angegriffen, wobei mindestens ein Sechs-Jahres-Molar betroffen ist. Im Worst Case sind alle vier Backenzähne und die Frontzähne braun verfärbt, porös und extrem temperaturempfindlich. Was während der Reifung des Zahns schiefläuft, weiß man leider immer noch nicht so richtig. Klar ist aber, dass der Schmelz – du erinnerst dich: das eigentlich härteste Material im Körper – schlappmacht, weil ihm Mineralstoffe fehlen. Dadurch wird die Schutzhülle brüchig, was wiederum Bakterien freie Fahrt lässt, um bis zum Zahnnerv vorzustoßen. Nicht selten entwickelt sich dadurch eine schmerzhafte Entzündung, die die betroffenen Zähne selbst mit Spritze nicht richtig einschlafen lässt. Manchmal versagt die Betäubung aber auch ganz ohne Entzündung auch bei kleinsten Defekten. Gott sei Dank haben wir dafür heute ein paar Zaubertricks, um Abhilfe zu schaffen. Dazu komme ich noch.

Ich wollte als junges Mädchen immer einen schwarzen Range Rover fahren, und rate mal, was ich von da an fast täglich auf den Straßen sah? Schwarze Range Rover.

Ähnlich ist es mit den Kreidezähnen. Seitdem wir Zahnis wissen, dass es sie gibt, fallen uns immer mehr Zähne auf, die neben den Backen- und Frontzähnen betroffen sind. Ob ein zusätzlicher weißer Fleck auf dem Eckzahn oder auch schon bei Milchbackenzähnen (MMH: Milchmolare Hypomineralisation) – immer häufiger fällt der »schlappe Schmelz« auf. In meiner Praxis sehe ich täglich mindestens ein Kind mit MIH. In einer griechischen Untersuchung zum Thema waren 21 Prozent der 1156 Teenager im Alter von 14 Jahren betroffen. Damit laufen Kreidezähne der Karies als häufigsten Erkrankung weltweit gerade den Rang ab.

Warum immer mehr Kids das Kreidezahn-Los ziehen, wissen wir ehrlich gesagt nicht. In vielen Fällen scheinen Kreidezähne jedoch ein Symptom für eine Erkrankung im restlichen Körper zu sein. Der Großteil der Kinder in meiner Praxis mit MIH leidet an einer Darmerkrankung wie zum Beispiel Morbus Crohn oder einer Glutenunverträglichkeit.

Was hat der Darm aber mit dem Mund zu tun? Zum einen stellt der Mund den Anfang unseres Verdauungssystems dar, wie wir schon gesehen haben, und zum anderen hängt an jedem Zahn ein Mensch. Über das Autobahnnetz aus Blut- und Nervenbahnen sind unsere Zähne mit dem gesamten Körper verbunden und bekommen Veränderungen in einem Organ oder irgendeiner entfernten Stelle des Körpers unmittelbar zu spüren.

Mark Twain sagte einmal: »Den ganzen Ärger macht nicht das, was wir nicht wissen, sondern das, was wir sicher zu wissen glauben, obwohl es gar nicht zutrifft.« In ganzheitlichen medizinischen Konzepten werden Zähnen nicht nur Organen zugeordnet, sondern auch bestimmten Emotionen. Diese Vorstellung geht auf die Theorien von Kramer und Voll aus der Elektroakupunktur zurück.

Um dir ein Beispiel zu liefern, nehmen wir einmal den ersten Backenzahn im Oberkiefer: 26. Seine Verbindungen sind:

- *Sinnesorgane:* Kieferhöhle, Zunge, Geschmack
- *Gelenke:* Kiefer, Kiefergelenk, Knie vorne
- *Rücken & Wirbel:* 11. & 12. Brustwirbel, 1. Lendenwirbel
- *Organe:* Milz, Magen links
- *Endokrine Drüsen:* Schilddrüse, Mammadrüse links
- *Emotionen:* überlastet, lustlos, etwas nicht verarbeiten können

Obwohl es eine Verbindung zwischen dem autonomen Nervensystem und verschiedenen Organen gibt, sind die Konzepte der Emotionszuordnung zu spezifischen Zähnen in der Schulmedizin nicht wissenschaftlich belegt. Zurück zum Darm …

Er ist wiederum besiedelt von Billionen von Bakterien. Gewinnen die schlechten Bakterien die Überhand und kapitulieren die guten, kann das zu einem unschönen Erlebnis werden und ernste Beschwerden verursachen. Dieses Bakterienbattle löst auch im Mund negative Folgen aus. Das Gleiche funktioniert jedoch auch andersherum: Ist der Mund krank, nimmt uns das langfristig auch unser Darm übel. So gesehen gibt es viele Parallelen zwischen

Zahnärzt:innen und Proktolog:innen. Riecht es ganz furchtbar übel, scheint etwas nicht in Ordnung zu sein, und kommt während der Behandlung ein Haufen gequirlter Mist aus einer der Körperöffnungen des Patienten oder der Patientin, ist es für beide Fachdisziplinen ein eher unschönes Erlebnis. Ich schweife ab.

Fluffige Brötchen, schmackhafte Pasta und die leckere Mozzarellapizza vom Lieblingsitaliener sind für Menschen mit einer Glutenunverträglichkeit tabu. In fast allen verarbeiteten Lebensmitteln steckt heutzutage Gluten, und bei circa einem Prozent der Bevölkerung führt der Konsum von normalen Cornflakes zu Durchfall, Blähungen oder Verstopfung. Zusammen mit unserem hohen Zuckerkonsum ist Gluten der Hauptübeltäter für eine genervte Dünndarmschleimhaut bis hin zu einem Leaky Gut Syndrom, bei dem Bakterien aus dem Darm ins Blut gelangen und irgendwo im Körper chronische Entzündungen hervorrufen. Das Klebereiweiß im Weizentoast lässt unser Immunsystem Antikörper produzieren, die uns selbst angreifen. Um genau zu sein unsere Darmzotten.

Glutenunverträglichkeit ist nicht wie schwanger sein. Ganz oder gar nicht. Wer zwar nicht nachgewiesen glutensensitiv ist, aber trotzdem ständig zu viel Luft im Bauch hat, darf Gluten einfach einmal im Selbstversuch vier Wochen vom Speiseplan streichen. Ich fühlte mich bereits nach einer Woche weniger müde und konnte mich besser konzentrieren. Die gleiche Erfahrung machte ein Großteil meiner Patient:innen. Zurück zu den Zähnen …

Eine Erkältung von Mama in der Schwangerschaft kann laut Forscher:innen schon ausreichen, um beim Nachwuchs Kreidezähne zu bescheren. Komplikationen während der Geburt wie zum Beispiel ein Sauerstoffmangel oder generell der Kaiserschnitt werden in diesem Zusammenhang ebenfalls gerade kritisch als Ursachen diskutiert. Bewiesen ist das bisher jedoch noch nicht. Wer seine Kinder Wasser aus Plastikflaschen trinken lässt, riskiert durch Bisphenol A nicht nur den bröckeligen Zahnschmelz. Auch Medikamente wie Antibiotika müssen sich den Vorwurf gefallen lassen, Kreidezähne zu provozieren. Einiges haben wir also selbst in der Hand, manches können wir leider nicht beeinflussen.

Wer in den ersten drei Lebensjahren an Masern oder Windpocken erkrankt oder wiederkehrend hohes Fieber hat, gehört zur Risikogruppe. Eine bisher nicht wissenschaftlich bestätigte Ursache könnte auch die abnehmende Qualität unserer Lebensmittel sein. Die Herausforderungen an Eltern, ihren Kindern eine gesunde Ernährung zu ermöglichen, sind groß. Ungesunde Kitaspeisepläne sind nur ein Beispiel dafür. Und damit sind wir wieder beim Thema gesunde Ernährung. Ich kann es nur wiederholen: Prophylaxe für gesunde Zähne beginnt nicht mit dem richtigen Putzen, sondern mit den Lebensmitteln, die in unserem Mund landen.

Bei leichten Formen von MIH reicht es oft, die Zähne zu versiegeln und mit entsprechenden Cremes zu behandeln. Diese enthalten Kalzium und Phosphat, um den Zahnschmelz zu stärken. Je größer die Baustelle auf den Zähnen, umso tiefer müssen wir Zahnis in die Trickkiste greifen. Angefangen mit Medikamenten, die das Schlafenlegen der Zähne unterstützen, bis hin zu speziellen Klebern, die auch an kranken Zahnoberflächen haften, um so Füllungen zu platzieren. Mithilfe der neusten Materialien bekommen wir Kinder heutzutage binnen weniger Minuten absolut schmerzfrei.

Ganz ohne Adelstitel werden manche Kids mit Kreidezähnen sogar gekrönt. Eine Ausnahme bilden schwerste Formen von MIH. Hier bleibt uns manchmal nichts anderes übrig, als die kranken Zähne aus dem Mund herauszuzaubern, um so Platz für die dahinterliegenden Backenzähne zu schaffen. In diesem Fall freuen wir uns wahnsinnig über Weisheitszähne, da sie als Ersatzteillager dienen können. Da hätten wir dann auch wieder die Parallele zum Haifisch. Gib Flosse, Genosse.

Nach einem monatelangen Ärztemarathon durfte ich eine ganz beson-
dere Patientin in meiner Praxis begrüßen. Lina wurde mit dem soge-
nannten Downsyndrom geboren und galt bei allen Vorbehandler:innen
als unbehandelbar. Ein Kinderzahnarzt hatte bei ihr Kreidezähne di-
agnostiziert und eine Behandlung in Vollnarkose vorgeschlagen. Auf-
grund der gesamtgesundheitlichen Situation hatte Linas Mutter neun
Stunden Fahrt in Kauf genommen und in uns die Hoffnung gesetzt,
ihre Tochter ohne Narkose zu behandeln.

Während des ersten Kennenlernens streichelte meine Zahnfee Erika
Linas Hand und erklärte ihr die einzelnen Behandlungsschritte. Nach
30 Minuten betrat ich das Zimmer und sah, dass Linas Mutter be-
reits Tränen in den Augen hatte. Als Elsa verkleidet begrüßte ich meine
kleine Patientin herzlich und war mehr als überrascht, als sie plötzlich
meine Hand griff und zu streicheln begann. Ihr Mund blieb während
der gesamten Behandlung offen und so konnten wir einen Schutzlack
auf die Kreidezähne auftragen. Linas Mama, Erika und mich berührte
die Situation sehr und als uns Lina zum Abschluss umarmte, wussten
ich wieder, warum ich meinen Job so liebe.

Die Suche nach dem magischen Eichhörnchen – was ist eigentlich Mutmach-Medizin?

Vor mehr als zwei Jahren schenkte mir mein Mann ein Wochen-
ende im Disneyland Paris. Als auf der Hauptstraße vor uns eine
große Parade von sämtlichen Disneycharakteren vorbeizog,
konnte ich meine Freudentränen nicht mehr zurückhalten. Genauso ging es den meisten Kindern um mich herum. Ihr Strahlen
brachte mich auf eine Idee. Wäre es nicht zauberhaft, einen Ort
für kranke Kinder zu erschaffen, der eher an Disneyland erinnerte
als an ein typisches Krankenhaus? Wäre es nicht magisch, wenn
Mickey Maus der Doktor wäre, der die letzten Tage eines todkran-
ken Kindes begleiten würde, anstelle eines traurig dreinschauen-

den Weißkittels, der unter Dauerstress im Fünfminutentakt seine Patient:innen abfertigt?

Da ich Zahnärztin bin, schien es mir das Einfachste, statt eines ganzen Krankenhauses erst einmal eine Märchenwelt für Kinderzähne zu erschaffen. So entstand *Dentiland*. Jeden Morgen, wenn eine als Elsa verkleidete Patientin die Praxis betritt und den gleichen Gesichtsausdruck hat wie damals die Kinder in Paris, bin ich froh, dass ich den Mut hatte, die Praxis genau so zu bauen. Dann weiß ich, es war die richtige Entscheidung.

Seit Hunderten von Jahren kämpfen Zahnärzt:innen mit einem üblen Ruf. Kein Wunder, im Mittelalter waren wir eher als Zahnbrecher oder Zahnreißer bekannt. Und auch heute scheinen manche Zahnärzt:innen den Beruf des Metzgers nur knapp verfehlt zu haben. Nicht wenigen schießt beim Stichwort Zahnarzt sofort das Bild des Golf spielenden Porschefahrers durch den Kopf, was imagemäßig auch nicht gerade geholfen hat. Als mein Mann mir vorschlug, einen TikTok-Kanal zu starten, hatte ich Zweifel, ob Zähne jemanden interessieren würden, und Sorge vor der Resonanz anderer Zahnärzt:innen. Aber das Feedback war überwältigend. Für jede und jeden Einzelnen, der oder die durch die Videos vielleicht etwas weniger Angst vorm Zahnarzt hat, ist der Content es allemal wert.

Dass man dem Zahnarzt und der Zahnärztin mit Vorsicht begegnet, finde ich erst einmal total nachvollziehbar. Denn der Mund ist vielleicht der offensichtlichste Ort am Körper, wo innen und außen sich treffen. Er prüft, was rein- und rausgeht. Zu einer Party lädt man auch nicht jede und jeden ein, und deshalb ist es sinnvoll, dass der Mund einige Eigenschaften hat, die auch Türsteher:innen auszeichnet: Er ist stark, er ist kritisch, er hat ein gutes Gespür dafür, was drinnen gerade gebraucht wird, und Störenfriede schmeißt er auch mal im hohen Bogen raus. Wir sollten diesem Türsteher also dankbar sein und ihm auf die Schulter klopfen, wie gut er das macht.

Das klingt selbstverständlich, ist es aber nicht. In meine Praxis kommen viele Kinder im Alter zwischen zwei und sechs Jahren, die bereits ein Trauma haben: Angst vorm Zahnarzt. Die Hälfte meiner kleinen Patient:innen ist davon betroffen. Das heißt: Sie haben Angst, den Mund beim Zahnarzt zu öffnen. Zahnarzt assoziieren sie mit Schmerz. Wenn man so was im Kopf hat, ist doch klar, dass der Türsteher dichtmacht. Wir erwarten aber viel zu oft von den Kindern, dass sie fremden Leuten im weißen Kittel einfach so ihren Mund öffnen und sie darin herumfuhrwerken lassen.

Meine Methode: Den Türsteher nicht etwa feuern, weil er mich als Zahnärztin und somit als VIP-Gast nicht reinlassen will. Sondern ihn ganz freundlich dazu überreden, dass er mich von selbst einlädt. In meiner Praxis ist der Empfangstresen ein Stapel aus Fantasybüchern. Durch einen magischen Wandschrank betritt man einen Märchenwald mit einem hohlen Baum, der ein Kinderkino beherbergt. Aus diesem Wartebereich geht es nicht in Behandlungszimmer 1 oder 2, sondern in eine »Unterwasserwelt« oder in eine zauberhafte Eiswelt. Es riecht nach Zitrus und Bergamotte. Meine Helferinnen sind Zahnfeen mit Flügeln. Ich tanze im Elsa-Kostüm durch die Gänge. Weiße Kittel gibt es bei uns nicht. Und jede von uns beherrscht eine ganze Reihe von Zaubertricks.

Dieser Aufwand, den wir mit unserer Praxis für die Kinder betreiben, ist kein Luxus, wie manche jetzt vielleicht denken. Sondern er ist im Gegenteil für viele Kinder Voraussetzung für ein gesundes seelisches und körperliches Wachstum. Alles und jeden in den Mund reinzulassen, und wenn es die Hand einer fremden Zahnärztin ist, widerspricht den gesunden Instinkten der Kinder.

Mal ehrlich: Wie viele von uns Erwachsenen haben keine Lust, zum Zahnarzt zu gehen, oder haben sogar Angst davor? Das muss nicht sein. Es geht nämlich nicht nur darum, dass der Zahn 5/2 gerade wächst und frei von Karies ist, sondern dass wir schon als Kind ein positives Verhältnis zum Mund und damit zu uns selbst und der Welt haben.

Der Mund ist ein wichtiger Begleiter auf dem Weg ins Erwachsenenleben, und ein gutes und wertschätzendes Verhältnis zu ihm macht auch Erwachsenen das Leben viel leichter. Was wäre eine Party ohne die richtigen Gäste und das richtige Catering? Die auszuwählen ist aber gar nicht so leicht. Das klappt vielleicht auch erst mit ein bisschen Planung und Übung. Deshalb ist der Mund für uns so wichtig. Er soll nicht alles und jeden auf die Party unserer Organe einladen, die uns am Leben hält. Am besten, der Türsteher übt sich daher schon, wenn wir noch Kinder sind!

Für mich ist es jedes Mal ein großer Vertrauensbeweis der Eltern, wenn sie die Münder ihrer Kinder meinen Händen anvertrauen. Oft nehmen sie eine mehrstündige Fahrt oder sogar einen Flug auf sich, um sich in meiner Praxis beraten und behandeln zu lassen.

Ein sechsjähriges Mädchen, ich nenne sie Isabell, flog einmal mit ihrer Mutter sogar aus Moskau zu uns, da sie bei keinem Arzt mehr den Mund aufmachte und die Mutter sich nicht mehr zu helfen wusste. Als sie im Internet von unserer Märchenpraxis gelesen hatte, buchte sie den Flug und setzte ihre letzte Hoffnung in uns. Beim Betreten eines Behandlungsraums begann Isabell zu schreien, egal bei welchem Arzt oder welcher Ärztin. Dies tat sie so laut, dass die meisten Ärzt:innen ihr bereits Praxisverbot erteilt hatten. Diejenigen, die sie noch behandelten, machten das Problem gelinde gesagt nicht besser. Kinder während einer Behandlung festzuhalten und zur Behandlung zu zwingen kann zu einer posttraumatischen Belastungsstörung führen, wird in Fachkreisen jedoch »friendly fixation« genannt.

Manchmal steckt auch noch viel mehr hinter der Angst vor Ärzt:innen. Eine Befragung in Deutschland ergab, dass eine Zahnbehandlungsphobie in elf Prozent der Fälle Begleitsymptom eines vorangegangenen Traumas war. Es ist also bei Zahnarztangst immer die Frage: Wodurch wurde sie ausgelöst? Liegt die Ursache in einem früheren Trauma?

Isabells Mutter erinnerte sich jedenfalls an einen Besuch mit Isabell beim Kinderarzt, bei dem er dem Mädchen vor einer Impfung gesagt hatte, es würde nicht wehtun. Als der Piks dann folgte, war es um Isabells Vertrauen geschehen. Seitdem war jeder Arzt- und Zahnarztbesuch ein Kampf. Isabell wurde von Ärzt:innen festgehalten. Teilweise hielt man ihr den Mund zu, damit ihre Schreie den anderen Kindern keine Angst machten. Beim Zahnarzt wiederum wurde ihr der Mund aufgedrückt. Ein No-Go in meiner Praxis und mit großer Sicherheit ein Grund für den schlechten Ruf von uns Zahnärzt:innen in der Gesellschaft.

Was aber können Eltern tun, damit ihr Kind erst gar kein Angstverhalten aufbaut? Kinder vor dem Arztbesuch zu beschwichtigen mit Sätzen wie »Es wird nichts passieren« ist totaler Quatsch. Während eines Arzttermins passiert eine ganze Menge, selbst wenn es nur um eine erste Untersuchung geht. Eltern können schon im Vorfeld die richtigen Weichen stellen, indem sie ihrem Kind erzählen, was sie beim Arzt erleben werden: »Du wirst neue Leute kennenlernen, sie werden dir Fragen stellen und deine Zähne zählen. Wir werden Tipps bekommen, wie dein Mund gesund bleibt, und üben das Zähneputzen. Ich bin die ganze Zeit bei dir, wenn du möchtest.« Ich bat Isabells Mutter, sie in dieser Art auf den Termin vorzubereiten, und stellte einige Fragen nach Isabells Vorlieben. So erfuhr ich zum Beispiel, dass sie Eichhörnchen sehr mag.

Ich betrat das Zimmer im Elsa-Kostüm, und schon begann Isabell zu schreien. Ohne weiter darauf einzugehen, nahm ich ihre Mutter in Empfang und zeigte ihr die Praxis. Ich ignorierte Isabell. Sie war verwirrt und lief still hinter uns her.

Plötzlich blieb ich stehen und sagte: »Schnell, versteckt euch, uns darf hier keiner sehen.« Wir gingen hinter einer Säule im Flur in die Hocke.

Ich schaute Isabell an und sagte: »Du musst mir jetzt ganz gut zuhören.« Sie nickte ebenso wie ihre Mutter, die ich bereits eingeweiht hatte. »Du müsstest jetzt möglichst unentdeckt ins Zimmer zurück, schnell den kleinen Spiegel holen, der auf dem Zahnarztstuhl liegt, und *wieder hierherkommen. Meinst du, du schaffst das? Wir warten hier auf dich.«*

Sie rannte los wie der Blitz und kam stolz mit dem Spiegel in der Hand zu mir zurück.

»Und jetzt kannst du bitte einmal in meinem Mund nachschauen, ob sich da irgendwo ein Eichhörnchen versteckt hat? Ich könnte schwören, mir ist vorhin eins in den Mund gesprungen.«

Isabell sah mich kritisch an – warum sollte ein Eichhörnchen in meinen Mund springen? Die Neugier überwog. Isabell begutachtete meine Zunge, die Zähne und sogar den Gaumen ausführlich. »Kein Eichhörnchen zu sehen«, sagte sie enttäuscht.

»Vielleicht hat es sich in deinem Mund versteckt?« Ich nahm einen neuen Spiegel und kontrollierte in aller Ruhe Isabells Mund. Nachdem ich fertig war, zauberte ich ein Eichhörnchenkuscheltier aus der Tasche meines Kostüms: »Huch – da war es die ganze Zeit. Vielleicht solltest besser du künftig darauf aufpassen, wo ich so vergesslich bin.«

Seither kommt Isabell uns zweimal im Jahr besuchen. Wir gehen jedes Mal auf die Suche nach dem Eichhörnchen, mittlerweile versteckt sie jedoch selbst das Kuscheltier.

Isabell ist bei Weitem kein Einzelfall. Es gibt auch jede Menge Erwachsene, die sich am liebsten in unserer Praxis untersuchen lassen würden, weil sie Ängste haben. Und wer weiß, wie viele Leute vor lauter Unbehagen gar nicht zum Arzt gehen. Wenn man bedenkt, dass 20 Prozent aller Patient:innen einen erhöhten Blutdruck wegen ihrer Angst vorm Arzt und etwa genauso viele Menschen Angst vor dem Zahnarzt haben, kann man schlussfolgern, dass etwa jeder Zehnte den Zahnarztbesuch aus Angst vermeidet.

Dabei muss man bei Kindern klar unterscheiden, ob die Ursache wirklich Angst ist oder ob das Kind einfach keine Lust hat, zum Arzt zu gehen. Manchen Kindern fehlt noch das Bewusstsein der Notwendigkeit. Herauszufinden, worum es sich jeweils handelt, ist nicht ganz einfach. Aber es lohnt sich, weil in jedem der Fälle ein anderer Umgang angebracht ist. Und für Kinder, die eine Behandlung im Wachzustand noch nicht schaffen, gibt es Hilfsmittel wie Zaubertricks, Hypnose oder auch Lachgas.

Angstfreie Medizin sollte das Mindeste sein, was wir unseren Patient:innen bieten. Aber angstfreie Medizin klingt eben auch wie schmerzfreier Patient. Die Idee von Angst oder Schmerz hat sich bei beiden Begriffen bereits wie eine Zecke im Kopf festgesetzt, bevor das kleine Anhängsel »frei« nachgeschoben wird. Deshalb spreche ich auch lieber von Mutmach-Medizin. Damit man sich auf einen Weg vorbereiten kann, der nicht das Schlimmste verhindert, sondern die Gesundheit besser macht. Einen Weg, der den Patient:innen ein gesundes Leben voller Wohlbefinden ermöglicht. Eine Weisheit hat sich durch die Jahrhunderte bewährt: Lachen ist gesund. Mein Ziel ist es, so viele Menschen wie möglich zum Lachen zu bringen.

Es gibt verschiedene Wege, wie du deine Zahnarztangst angehen kannst. Und du bist nicht allein. Der erste Schritt besteht darin, eine offene Kommunikation mit dem Zahni deines Vertrauens zu führen. Sprich offen über deine Ängste und Sorgen. Dein Zahnarzt ist dafür da, dir zuzuhören und dir zu helfen, dich besser zu fühlen. Indem du deine Bedenken teilst, kann dein Zahnarzt gezielt darauf eingehen und dir die nötige Unterstützung bieten. Es ist auch hilfreich, den Behandlungsablauf im Detail zu besprechen, um Unsicherheiten abzubauen und Vertrauen aufzubauen. Bestimmte Kolleg:innen haben sich sogar auf die Behandlung von Angstpatient:innen spezialisiert und verwenden beispielsweise Hypnosetechniken zur Entspannung. Wenn sich der Besuch beim Zahni wie ein Kurztrip im Wellnesshotel anfühlt, bist du bei der richtigen Adresse angekommen.

Entspannungstechniken können dir dabei helfen, deine Zahnarztangst zu bewältigen. Ob bestimmte Atemtechniken oder Meditation – (fast) alles, was hilft, ist erlaubt. Du kannst deine Zahnärztin zum Beispiel auch bitten, während der Behandlung ruhige Musik abzuspielen oder eine angenehme Atmosphäre zu schaffen, um dir zusätzliche Entspannung zu ermöglichen. In einigen Fällen kann die Verwendung von Lachgas oder eine Vollnarkosebehandlung eine Option sein, um deine Angst zu lindern und eine entspanntere Behandlung zu ermöglichen. Dein Zahnarzt kann dich über mögliche Methoden informieren und dir helfen, die richtige Wahl für deine individuellen Bedürfnisse zu treffen.

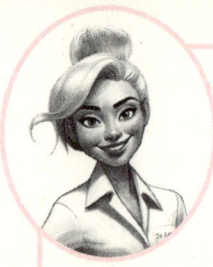

5 bis 7 Jahre

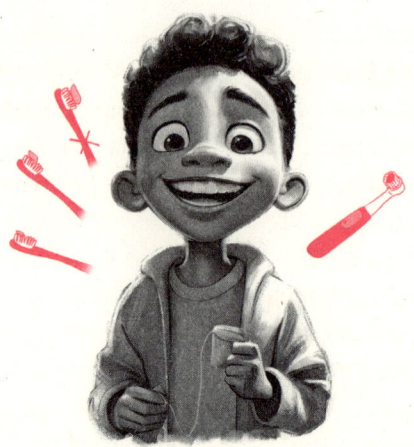

Die erste elektrische Zahnbürste und die richtige Menge Zahnpasta:

- elektrische Zahnbürste: auf weiche, abgerundete Borsten achten und einen kleinen Bürstenkopf, nicht zu viel Druck beim Putzen ausüben
- Zahnpasta (mit Fluorid): für bis Zweijährige reicht eine Reiskorngröße Zahnpasta, jetzt circa Erbsengröße
- Zahnseide
- Ölziehen
- evtl. Versiegelung der Zähne
- Rot-Weiß-Technik, das heißt im 45-Grad-Winkel vom Zahnfleisch zu den Zähnen kreisend bürsten

Alles auf Empfang – Antennen im Mund: 8–15 Jahre

Ich bin ein riesen Adele-Fan. Die geniale Technik, die harmonische Zusammenarbeit mit ihrer Band und das begleitende Ambiente bei ihren Konzerten sind für mich pure Perfektion. Ein Kind mit löcherfreien Zähnen, einem harmonischen Biss und einer einwandfrei funktionierenden Balance der Gesichtsmuskeln lässt mein Herz aber fast genauso hoch schlagen wie Adeles Liveperformance in Las Vegas 2022.

Niemand würde sich trauen, mag man denken, sein Handy klingeln zu lassen, während Adele »Hello« durchs Mikrofon schmettert. Verrückt müsste man sein, sich lautstark mit seinem Nachbarn zu unterhalten, während die größte Sängerin unserer Zeit wieder 110 Prozent abliefert. Und trotzdem gibt es immer diesen einen Gast bei jeder Show, der einfach nervt. Er rennt mindestens alle 20 Minuten auf die Toilette oder zum Rauchen und sollte meiner Meinung nach rausgeschmissen werden.

So oder so ähnlich verhalten sich auch Metallionen in unserem Mund. Während unsere Zähne und alle beteiligten Muskeln eine perfekte Show hinlegen, flirten positiv geladene Metallionen liebend gern mit roten Blutkörperchen, Proteinen oder Membranen von Nervenzellen und können wichtige Schlüsselpositionen blockieren. Außerdem stören sie die Arbeit von Neurotransmittern und damit das Callcenter in unserem gesamten Körper. Daraus kann dann im Prinzip jede Erkrankung entstehen. Angefangen von einer Allergie bis hin zu schweren Darmkrankheiten. Im Zusammenhang mit Metallfüllungen oder Kronen fällt immer wieder der Begriff der Antennenwirkung. Das bedeutet nicht, dass man mit der Zahnspange Radiosender empfangen kann. Kombinationen von verschiedenen Metallen im Mund können aber zu elektromagnetischen Störungen führen und sogar Implantate wie Herz-schrittmacher beeinflussen.

Warum ist das vor allem in diesem Alter wichtig zu wissen? Mit zwölf Jahren machen die meisten Kinder Bekanntschaft mit dem Kieferorthopäden. Das erste Loch an den bleibenden Zähnen muss vielleicht auch schon repariert werden. Warum weiße Füllungen nicht nur schöner, sondern meist auch besser sind und eine Zahn-spange für gute Gesundheit sorgt, erfährst du jetzt.

Drahtseilakt – die feste Zahnspange

Ich habe leider keinen grünen Daumen. In unserem Garten sprie-ßen die Pflanzen samt Unkraut unkontrolliert in alle Richtungen. Genau das passiert manchmal auch in unserem Mund. Auch un-sere Zähne wachsen aus verschiedensten Gründen nicht immer perfekt gerade und können sich gegenseitig in die Quere kommen. Zähne sind wie Pflanzen. Sie können sehr eigenwillig sein. Man-che wollen unbedingt aus der Reihe tanzen und ihr eigenes Ding machen. Hier kommt die Kieferorthopädie ins Spiel – sie hilft da-bei, unsere Zähne wieder in geordneter Reihe aufzustellen und uns ein strahlendes Lächeln zu schenken.

Kieferorthopäd:innen sind Zahnärzt:innen, die sich auf das Ge-raderichten von Zähnen und Kiefern spezialisiert haben. Sie ha-ben spezielle Werkzeuge, die ihnen dabei helfen, deine Zähne in die richtige Position zu bringen. Warum muss man Zähne aber überhaupt begradigen? Zahnlücken sehen supersympathisch aus, und ein paar schiefe Zähne stören doch nicht, oder?

Die Kieferorthopädie ist eine ganze Wissenschaft, die deine Zähne wie ein Puzzle betrachtet, bei dem jeder Zahn an seinem Platz sein muss, damit es nicht nur schön aussieht, sondern vor allem auch gut funktioniert, wenn du isst und sprichst. Manch-mal passiert es aber, dass ein Zahn ein wenig »aus der Reihe tanzt«

und anstatt an seinem Platz zu bleiben sich verschiebt. Das kann passieren, wenn du zum Beispiel lange Zeit am Daumen lutschst oder ständig durch den Mund atmest. Manche von uns bekommen schiefe Zähne auch von den Eltern in die Wiege gelegt.

Aber wann solltest du das erste Mal mit deinem Kind zum Kieferorthopäden gehen, und wann ist eine Zahnspange nötig?

Wie so oft gibt es auch hier keine Standardantwort, die auf jedes Kind passt. Je nach Alter und Schweregrad der Kiefer- und Zahnfehlstellungen gibt es bestimmte Therapiekonzepte:

Die Vorbehandlung: Kiefer- und Zahnfehlstellungen durch Habits (schlechte Angewohnheiten) sollte man so früh wie möglich entgegenwirken, zum Beispiel mit einer herausnehmbaren Zahnspange. Meine jüngste Patientin mit dieser Diagnose war zwei Jahre alt und konnte ihren Mund nicht mehr richtig schließen, weil zwischen Ober- und Unterkieferschneidezähnen ein Abstand von fast einem Zentimeter bei geschlossenem Mund zu erkennen war. Wie schlecht Mundatmung für uns ist, weißt du ja bereits. Durch den Tausch vom normalen Schnuller zu einer kieferorthopädischen Variante normalisierte sich der Biss des Mädchens innerhalb von nur fünf Monaten.

Die Frühbehandlung: Extreme Kiefer- und Zahnfehlstellungen, die nicht warten können, bis alle bleibenden Zähne durchgebrochen sind, werden im Alter zwischen dem vierten bis neunten Lebensjahr behandelt. Ganz individuell wird entschieden, ob hier eine feste oder eine herausnehmbare Zahnspange mehr Sinn macht. Klebt die Kieferorthopädin jedoch eine feste Zahnspange auf noch wachsende Zähne, riskiert sie schwerwiegende Folgen. Timing ist also alles. Das »Zahnspangen-Vorschulprogramm« hat viele Vorteile. Zum Beispiel kann die Behandlung von Fehlstellungen in der Kindheit dazu beitragen, dass später weniger Zähne gezogen werden müssen oder dass eine Operation vermieden werden kann. Eine frühe Behandlung kann auch dabei helfen, das Risiko von Zahn- und Kieferverletzungen zu verringern – manchmal eine Folge von schief stehenden Zähnen. Eine Garantie gibt es aber leider nicht.

Die Hauptbehandlung: Kieferorthopäd:innen starten in der Regel, wenn das bleibende Gebiss vollständig durchgebrochen ist, mit der festen Zahnspange oder Alternativen, zu denen ich später noch komme. Das ist normalerweise im Alter von etwa 11 bis 13 Jahren der Fall. Zu diesem Zeitpunkt sind alle bleibenden Zähne durchgebrochen, und die Kieferknochen sind weitgehend ausgereift.

Um zu entscheiden, welches Kind wann behandelt werden sollte, gibt es bei uns die sogenannten Kieferorthopädischen Indikationsklassen. Das klingt schwierig, sagt aber eigentlich nur aus, wie schief die Zähne sein müssen, damit die gesetzliche Krankenkasse die Zahnspange bezahlt.

Wenn also die Zähne nicht ganz so stehen, wie sie sollten, und es nicht nur ein optisches Problem ist, werden Kieferorthopäd:innen trotzdem zu Stylist:innen und statten die betroffenen Kids mit einem silbernen Accessoire für den Mund aus. Die feste Zahnspange besteht aus kleinen Metallknöpfen, die an deine Zähne geklebt werden. Dann wird ein Draht zwischen den Knöpfen befestigt, der die Zähne in die richtige Position zieht.

Früher sahen die Zahnspangen noch so aus, als hätte man ein kleines Stück des Eiffelturms in den Mund gesteckt bekommen. Außer Brei und Suppe konnte man vor Schmerzen nicht wirklich etwas essen. So richtig sprechen war mit den Monsterspangen auch nicht möglich, ohne dass sich jemand über den komischen Lispel-Sound lustig machte. Diese Zeiten sind ein für alle Mal vorbei. Heute muss niemand mehr Angst haben vor einer Zahnspange. Mal abgesehen von ein bisschen Ziehen beim Drangewöhnen in den ersten paar Tagen bieten die aktuellen Modelle mehr Tragekomfort als die meisten Kuschelsessel mit Massagefunktion.

Heute sieht die Kieferorthopädie aus wie ein Klamottengeschäft. Man kann aus verschiedenen Farben und Designs wählen und sich fast wie eine Fashionista fühlen. Es gibt sogar durchsichtige Zahnschienen, die kaum jemand bemerkt, wenn man sie trägt. Viele Wege führen nach Rom oder zum Zahnpastalächeln.

Meist entscheidet aber der Geldbeutel der Eltern darüber, welches Modell man wählt. Nicht immer sind die teuren Varianten besser. Weiße Keramikbrackets sehen zum Beispiel oft nur besser aus. Viele Kieferorthopäd:innen schwören auf die gute alte Metallzahnspange und erzielen damit tolle Ergebnisse.

Aber egal, für welche Spange du dich entscheidest, spätestens jetzt solltest du nach jedem Essen die Zähne putzen. Wer zu lange mit dem Nachbürsten wartet, riskiert eine kleine Essensreste-Party in seinem Mund. Das ist zwar für einige Bakterien eine tolle Sache, aber für Träger und Trägerin der Zahnspange schnell eine stinkige Angelegenheit.

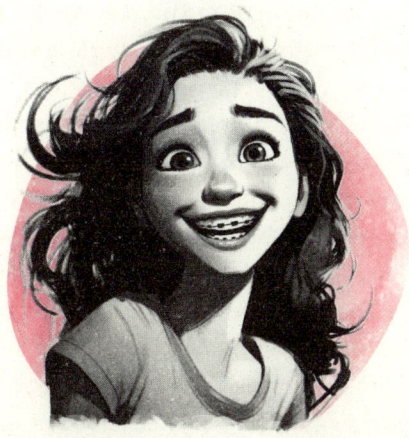

Mein Zahni-Studium absolvierte ich in Erlangen. Die kieferorthopädische Abteilung dieser Uni fand vor Kurzem heraus, dass das Tragen einer Metallzahnspange bei einem Großteil der Studienteilnehmer:innen zu einem geringeren Risiko für eine spätere Nickelallergie geführt hatte. Wer trotzdem auf Metall im Mund verzichten möchte, kann durch ein »Zahnspangen-Vorschulprogramm« manchmal sogar die feste Zahnspange ganz verhindern.

Wir haben schon den Michael Jackson der Karies kennengelernt. Deshalb möchte ich dir den Paul McCartney der Kieferorthopäd:innen nicht vorenthalten. Edward Hartley Angle aus Minneapolis, 1855–1930, ist der Begründer der wissenschaftlichen Kieferorthopädie und erstellte eine heute noch gültige Einteilung von verschiedenen Gebissen. Die sogenannten Angle-Klassen sind nur ein weiterer Weg, um zu zeigen, wie einzigartig jede und jeder Einzelne von uns ist, auch in Bezug auf die Zähne!

»So soll es sein, so kann es bleiben, so hab ich es mir gewünscht«, trällerte nicht nur Adel Tawil, sondern auch Angle beim Anblick der Klasse I. Sie ist das Ziel jeder kieferorthopädischen Behandlung. Die Oberkieferzähne überlappen dabei die Unterkieferzähne um zwei Millimeter. Der vordere Höcker des ersten Backenzahns passt perfekt in die Furche des unteren Backenzahns, und der obere Eckzahn steht mit seiner Spitze direkt zwischen dem unteren Eckzahn und dem ersten kleinen Backenzahn. In dieser Position funktionieren unser Gebiss und jeder einzelne Zahn einfach am besten, und ganz nebenbei sieht es auch noch super aus.

Die Angle-Klasse II ist jedoch eine ganz andere Geschichte. Hier sind die oberen Schneidezähne viel weiter vorne als die unteren Schneidezähne. Wenn man sich das vorstellen möchte, sieht die Angle-Klasse II/1 von unten ein bisschen so aus wie ein Hai, der seine Zähne vorstreckt, bereit, zuzubeißen. Bei der Angle-Klasse II/2 sind die Oberkieferzähne nach innen gekippt.

Und schließlich fehlt noch die Angle-Klasse III, bei der die unteren Schneidezähne vor den oberen Schneidezähnen liegen. Forrest Gumps bester Freund Bubba ist ein prominentes Beispiel für diesen Fehlbiss.

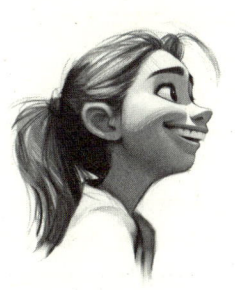 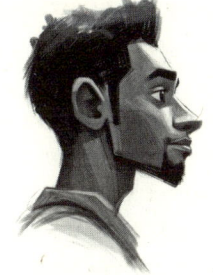 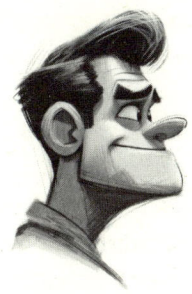

Klasse II　　　　　Klasse I　　　　　Klasse III

Interessanterweise verrät unsere Zahnstellung einiges über unseren Charakter. Griechische Wissenschaftler fanden heraus, dass introvertierte Kinder eher eine nach innen geneigte Stellung der Oberkieferschneidezähne haben (Klasse II/2). Wenn der Oberkiefer dem Unterkiefer Platz klaut, kann dieser nicht mehr perfekt liegen, und der ganz Biss gerät durcheinander. Man kann es sich so vorstellen wie einen Schuh, der zu klein ist. So sehr man es auch möchte, der Fuß – oder in unserem Fall der Unterkiefer – passt nicht hinein.

Das oder ein überdimensionierter Unterkiefer (Klasse III) können in der Kopfhaltung und der Ausrichtung der Wirbelsäule begründet sein. Auch die Gene sind hier eventuell nicht ganz unschuldig. Platzmangel ist das häufigste Problem in der Kieferorthopädie, und fragt man hier die Wissenschaft, ist die Ernährung eine der größten Stellschrauben, an der wir selbst drehen können. Eine fehlerhafte Zahnstellung kann auch zu Rückenschmerzen führen. Deshalb geht es bei der Kieferorthopädie zwar auch um die Optik, aber vor allem um eine gute Funktion, und zwar für den ganzen Körper. Das Schöne dabei ist: Was gut funktioniert und gesund ist, sieht auch immer gut aus. Leistungssportler:innen berichten nach erfolgreichen Bisskorrekturen zum Beispiel von immensen Leistungssteigerungen.

Trabi oder Ferrari – was stellt man in die Mundgarage?

Geld füllt dein Konto, Abenteuer deine Seele und die Zahnärztin oder der Zahnarzt deine Zähne. Zugegeben, das Thema Zahnfüllung war im Studium für mich in etwa so spannend wie meine heutige Steuererklärung. Vergleicht man die verschiedenen Materialien für Zahnfüllungen mit Autos, wird daraus aber großes Kino. Also Popcorn raus und weiterlesen.

Ob in Garagen oder Zähnen – es gibt verschiedene Modelle für Autos und Füllungen, jedes hat seine Vor- und Nachteile, und manche sind einfach cooler als andere.

Fangen wir an mit *Amalgam*. Das ist wie ein alter Trabi – solide, robust und irgendwie unkaputtbar. Es ist auch relativ günstig und erfüllt seinen Zweck, aber es sieht einfach nicht mehr zeitgemäß aus und ist neuesten Studien zufolge so bedenklich für unsere Gesundheit, dass Norwegen es als Füllungsmaterial bereits verboten hat. Seit Juli 2018 dürfen Zahnis laut EU-Verordnung den Trabi der Füllungsmaterialien nicht mehr bei Kids, Schwangeren oder stillenden Frauen in Deutschland verwenden.

Zertritt man eine alte Glühbirne, werden Quecksilberdämpfe frei, die in den Körper eindringen und ernsthafte gesundheitliche Probleme auslösen können. Nichts anderes passiert beim Legen und Entfernen einer Amalgamfüllung. Doch auch durch das tägliche Kauen und Benutzen der Zähne können kleine Mengen Quecksilber direkt im Mund freigesetzt werden und uns vergiften. Während die Verwendung als Füllungsmaterial im Mund von den Krankenkassen nach wie vor als sicher betrachtet wird, gilt die Entsorgung von Amalgamabfällen als eine potenzielle Gefahr für die Umwelt. Amalgam wird auch vom Umweltbundesamt als Sondermüll klassifiziert, da es giftige Substanzen enthält und nicht einfach in den normalen Abfall entsorgt werden darf. Das soll mal einer verstehen.

Fazit: Manche von uns werden den Trabi Amalgam zwar trotzdem weiterhin fahren, aber es gibt schönere und gesündere Optionen auf dem Markt.

Ein bisschen schicker und langlebiger ist die Goldfüllung. *Gold* ist wie ein alter Mercedes – klassisch, elegant und zeitlos. Nicht umsonst spricht man vom sogenannten Goldstandard, und auch ich habe in meiner Laufbahn 40 Jahre alte Goldfüllungen gesehen, die tipptopp in Schuss waren. Es ist ein bisschen teurer, aber es sieht auch besser aus und ist weniger schädlich als Amalgam. Mittels einer immuntoxikologischen Auswertung fanden Wissenschaftler:innen jedoch heraus, dass Goldfüllungen – nach Nickel, anorganischem Quecksilber und Kadmium – auf Platz vier der häufigsten Allergene landen.

Fazit: Man sollte sich also bewusst sein, dass man mit einer Goldfüllung nicht unbedingt unauffällig und risikofrei durchs Leben geht.

Dann haben wir noch *Kunststoff*. Je nachdem, welcher Zahnarzt oder welche Zahnärztin ihn verwendet, kann man ihn als Porsche unter den Füllungen bezeichnen. Er ist schnell, elegant und sieht gut aus. Aber Vorsicht: Wenn es nicht ordentlich gemacht wird, kann er genauso schnell kaputtgehen wie ein billiger Plastikstuhl. Kunststofffüllungen halten nur wirklich lange, wenn der Kleber auf pupstrockene Zähne eingepinselt wird und Zahnarzt und Zahnärztin ihr Handwerk beherrschen. Im Gegensatz zur Amalgamfüllung verzeihen die Kunststoffe keine Behandlungsfehler.

Ein Qualitätsmerkmal von Zahnärzt:innen ist die Verwendung eines Gummituchs zur oben genannten nötigen Trockenlegung und Isolierung von der restlichen Mundhöhle. Das Ganze heißt Kofferdam und wird laut *Dental Magazin* 2015 von weniger als 20 Prozent der Zahnärzt:innen verwendet. Fairerweise muss man erwähnen, dass auch der Porsche einen weiteren Nachteil mit sich bringt. Einige Bestandteile sind ebenfalls nicht wirklich gesund für uns, zum Beispiel Bisphenol A. Bei Überempfindlichkeiten gibt es gesündere Alternativen.

Fazit: Lieber Kunststoff als Metallfüllung, aber wenn, dann vom Profi machen lassen.

Schließlich gibt es noch die Keramikfüllung. *Keramik* ist wie ein Ferrari – schnell, schön und modern. Sie ist das Nonplusultra unter den Füllungen und sieht einfach fantastisch aus. Sie ist zwar auch deutlich teurer und aufwendiger als Amalgam, aber dafür superstabil und enthält keine giftigen Stoffe.

Zudem sind Keramikfüllungen – oder auch Inlays genannt – in der Lage, die verloren gegangene Zahnsubstanz wieder eins zu eins zu rekonstruieren. Eine Kunststofffüllung wird frei Hand von der Zahnärztin im Mund modelliert. Eine Keramikfüllung wird außerhalb des Mundes von Zahntechniker:innen oder Robotern (CAD/CAM) hergestellt und ist nicht nur optisch der Natur am nähesten, sondern auch in ihrer Widerstandskraft.

Es gibt weltweit, vor allem in Italien allerdings auch Spezialist:innen für Kunststofffüllungen, die in ihrer perfekten Ausformung nicht von hochwertigen Keramikfüllungen zu unterscheiden sind. Den Kreis dieser ausgewählten Kunststoff-Koryphä:innen findet man im Internet unter »Style Italiano«. Manchmal erwische ich mich dabei, wie ich stundenlang auf der Homepage Zahnbilder mit perfekten Füllungen durchscrolle und mich von ihrer Perfektion begeistern lasse. Das motiviert mich, jeden Tag ein Stück besser zu werden. Mein Mann Martin hält mich für einen Nerd, aber für mich ist das vergleichbar mit der *Vogue,* die Modeliebhaber als Pflichtlektüre sehen.

Wie bei jedem anderen Füllungsmaterial sind die Qualität und die Fachkompetenz des Behandlers maßgeblich für den Erfolg. Dir sollte als Patient:in bewusst sein, dass eine Eins-zu-eins-Nachbildung der Natur mithilfe einer großen Füllung nicht in zehn Minuten möglich ist. In dieser Zeit kann man ein Loch irgendwie füllen, und das wird dementsprechend auch nur irgendwie aussehen. Findet keine annähernd perfekte Rekonstruktion statt, kann das gravierende Folgen zeigen, wie ich im Praxisalltag schon oft erlebt habe.

Fühlt sich eine Füllung nach der Behandlung zum Beispiel zu hoch an, und der Behandler sagt dir, dass sich das schon einbeißt, flunkert er bei Keramik- und Kunststofffüllungen. Hier beißt sich nichts ein. Irgendwann kompensieren unsere Kiefermuskeln und Bänder bis hin zum Kiefergelenk die neue, ungewohnte Situation. Das geht oft gut, aber manchmal eben auch nicht und führt dann zu einer Craniomandibulären Dysfunktion (CMD). Was sich hier ganz furchtbar kompliziert anhört, bedeutet, dass unser System »Kiefer« mit allen beteiligten Strukturen aus den Fugen geraten ist. Aber dazu später mehr.

Fazit dieses Kapitels sollte auch hier wieder für dich sein, nicht am falschen Ende zu sparen. Schlechte Kunststofffüllungen halten meist weniger als fünf Jahre und fordern danach eine noch invasivere Behandlung. Mehr als einmal besuchten mich Patient:innen, die beim Hauszahnarzt eine einfache Füllung aus Kunststoff erhalten hatten und bei denen plötzlich Schmerzen auftraten, weil die Behandlung günstig und schnell erledigt werden musste. Binnen zwei Jahren sei die Füllung bereits mehrmals rausgefallen, und immer wieder wurde ein Stück weggebohrt, bis man irgendwann am Wurzelkanal angekommen war und einen Kostenvoranschlag für eine Krone inklusive Wurzelkanalbehandlung bekam.

An dieser Stelle möchte ich zwei Rechenbeispiele teilen, die so häufig in der Realität eintreten:

Beispiel A: Manfred hat ein Loch. Sein Zahnarzt berät ihn über verschiedene Füllungsmaterialien und deren Qualität. Da gerade das neue Haus finanziert werden muss, möchte Manfred bei den Zähnen sparen und entscheidet sich für die Kassenvariante.

Er lässt sich fix eine kleine Füllung machen, nach einem Jahr ist eine neue Karies am Füllungsrand entstanden, also wird aus der Füllung ein Inlay. Auch hier möchte er wieder Geld sparen. Nach weiteren zwei Jahren ist dieses Inlay gebrochen, und darunter hat sich bereits eine sogenannte Sekundärkaries gebildet. Jetzt werden eine Wurzelkanalbehandlung nötig sowie eine Krone. Zu einem Spezialisten oder einer Spezialistin zu gehen – daran hat er bisher nicht gedacht. Nach vier qualvollen Jahren mit dauerhaften Beschwerden beschließt sein Zahnarzt, den Zahn zu ziehen, und empfiehlt eine Brücke. Die Nachbarzähne müssten dazu auch beschliffen werden. Bis hierhin ist Manfred bereits mehrere Tausend Euro los. Nach drei Jahren fängt die Brücke an zu kippeln und scheint nicht mehr richtig fest zu sein, also wird Manfred vor die Wahl gestellt: entweder eine neue Brücke oder ein Implantat auszuwählen. Nach zehn Jahren ist Manfred ein kleines Vermögen losgeworden, aber wäre das vermeidbar gewesen? Ich sage ja …

Beispiel B: Manfred ist bei einem Zahnarzt, der ihn bittet, regelmäßig (mindestens zweimal im Jahr) zur professionellen Zahnreinigung zu kommen. Noch bevor der Zahnarzt die kleine Kariesstelle behandelt, sprechen beide über die Ursache und wie man Löcher künftig vermeiden kann. Es geht nicht nur ums richtige Zähneputzen und welche Zahnbürste Manfred künftig verwendet, sondern auch um die Ernährung inklusive Nahrungsergänzungsmittel. Es geht um das Thema Mundatmung und die von Manfred so geliebten Energydrinks. Nach der professionellen Zahnreinigung nimmt sich Manfreds Zahnarzt eine Stunde Zeit, um eine perfekte Füllung zu legen. Dafür muss Manfred als Kassenpatient 150 Euro bezahlen und schluckt erst mal ganz schön. Alle sechs Monate besucht er trotzdem weiterhin seinen Zahnarzt. Die Füllung hält auch noch nach zehn Jahren und wird bei jedem Besuch kontrolliert und, wenn nötig, nachpoliert. Über Implantate haben beide bisher noch nie gesprochen – warum auch?

Kommt dir das bekannt vor? Den Grundstein für unsere spätere Zahngesundheit legen wir nicht nur im Kleinkindalter – die Milchzähne fallen schließlich aus –, sondern vor allem ab dem Moment, wenn wir unsere bleibenden Zähne im Mund behandeln lassen müssen. Aus diesem Grund empfehle ich Eltern immer eine langfristige Überlegung, welchen Weg sie für sich und ihre Kinder wünschen.

Auch hier möchte ich keine Kolleg:innen angreifen, aber ist es leider trauriger Alltag, dass mehr als 50 Prozent der Füllungen, die ich täglich sehe, mangelhaft sind. Das System der gesetzlichen Krankenkassen schreibt Wirtschaftlichkeit, Zweckmäßigkeit und eine Behandlung vor, die kostengünstig sein muss. In der Qualität einer medizinischen Behandlung ist es fraglich, inwieweit man hier Kompromisse eingehen möchte. Ich habe mich klar dafür entschieden, jeden Patienten und jede Patientin so zu behandeln, als würde mein eigenes Kind auf dem Stuhl sitzen.

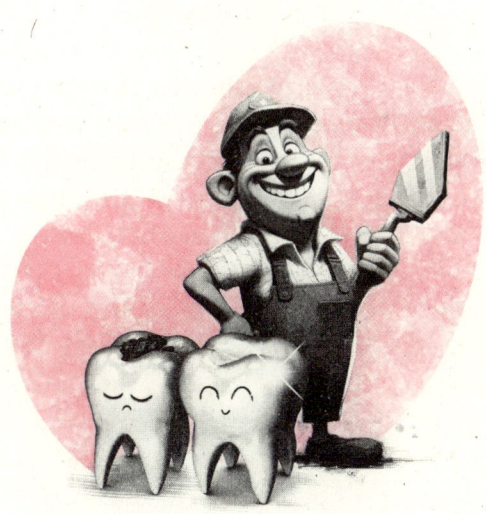

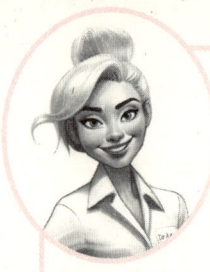

8 bis 15 Jahre

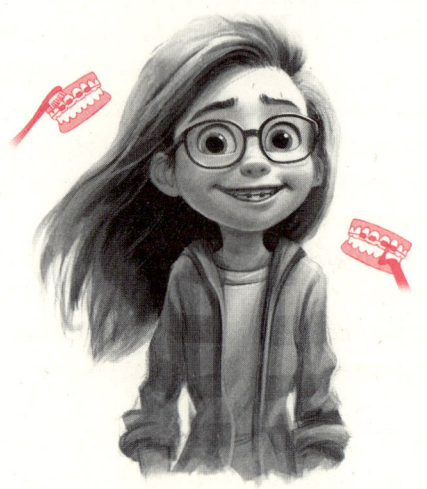

Zahnspange aufgepasst:

- elektrische Zahnbürste
- Zahnpasta
- Zahnseide/Interdentalbürste bei der Zahnspange
- Ölziehen
- alle sechs Monate Zahnreinigung

Beautytrends und weise Entscheidungen: 16–30 Jahre

Herzlich willkommen zu einem der wichtigsten Abschnitte deines Lebens! Zwischen dem 16. und 30. Lebensjahr legen wir selbst die Grundlage für unsere Zukunft. Das heißt, wir machen Schulabschlüsse, beginnen ein kompliziertes Studium oder eine Ausbildung und merken dann mit Mitte 20, dass wir doch lieber Superstar oder Astronaut:in werden wollen. Aber wer sagt denn, dass man nicht beides haben kann?

In dieser Zeit finden wir den Partner und die Partnerin fürs Leben oder den ersten Macho, der unser Herz bricht. Wir lernen, Verantwortung zu übernehmen, und das beginnt schon damit, dass deine Zahnarzttermine nicht mehr Mutti vereinbart, sondern du selbst. Es ist eine ganz neue Erfahrung, wenn man das erste Mal alleine im Wartezimmer sitzt und versucht, sich nicht vor dem Bohrer zu fürchten. Ich spreche aus Erfahrung.

Und wer weiß, vielleicht hast du selbst schon Nachwuchs bekommen und versuchst jetzt, deinem Kind die Faszination fürs »Wolken auf die Zähne«-Malen näherzubringen. Zwischen Bewerbungsgesprächen, ausschweifenden Partyeskapaden und der Suche nach dem Sinn des Lebens gerät die eigene Gesundheit oft in den Hintergrund. Genau in diesem Alter werden deshalb einige von uns, ganz ohne adlige Verwandtschaft, unfreiwillig gekrönt.

Könige und Brückenbauer

Hast du schon mal von einem König gehört, der seine Krone in einem Ofen versteckt? So einen gab es tatsächlich mal. Im Jahre 1772 wurde Gustav III. zum König von Schweden gekrönt, und seine Krone war ein echter Hingucker. Sie war mit so vielen Edelsteinen besetzt, dass sie wahrscheinlich sogar die Sonne geblendet hätte. Aber dann kam schließlich der Erste Weltkrieg, und Schweden war gezwungen, all seine Schmuckstücke zu verkaufen, um über die Runden zu kommen. Hier tritt Gustav V. auf den Plan. Der gute König wusste, dass die Krone seines Namensvetters ein wichtiges Symbol für das schwedische Volk darstellte, und er beschloss, sie zu schützen. Aber wie sollte er das tun? Sollte er die Krone in einem Safe verstecken? Oder vielleicht in einer geheimen Schatzkammer?

Nein, nein, das war viel zu einfach für Gustav V. Er beschloss, die Krone in einem Ofen zu verstecken. Wer würde schon auf die Idee kommen, in einem Ofen nach einer Krone zu suchen? Niemand! Und so wurde die Krone für fast 30 Jahre sicher in einem Schloss im Süden Schwedens aufbewahrt. Es war ein guter Plan, denn als sich die Wirtschaft nach dem Zweiten Weltkrieg wieder erholte, konnte die Krone geborgen und für alle in einem Museum ausgestellt werden. Auch Zahnkronen landen im Lauf ihres Her-

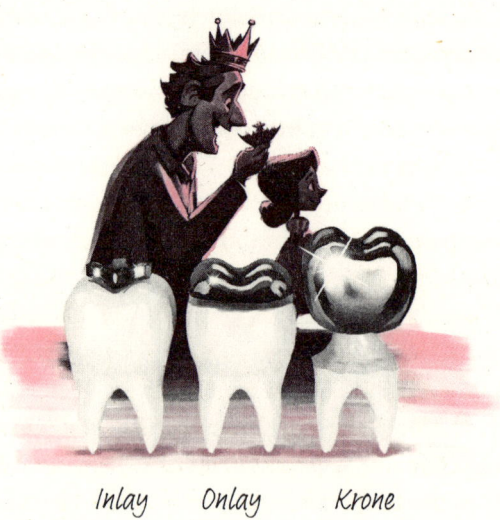

Inlay   Onlay   Krone

stellungsprozesses in einem Ofen, aber für deutlich kürzer als 30 Jahre.

Stell dir vor, du hättest einen Zahn, der schon ein paarmal mit einer großen Füllung repariert wurde oder vielleicht sogar eine Wurzelkanalbehandlung bekommen hat. Das ist der Punkt, an dem Zahnkronen ins Spiel kommen, weil Zahnfüllungen jetzt einfach nicht mehr für genügend Stabilität sorgen.

Zahnärzt:innen nehmen sich den beschädigten Teil oder die alte Füllung deines Zahns vor und schaffen mit einem diamantierten Bohrer Platz für eine Art kleines Hütchen – die Zahnkrone. Dann wird mit einer Knete der beschliffene Zahn abgeformt und an eine:n Zahntechniker:in geschickt. Diese:r modelliert auf einem Gipsmodell ein möglichst naturgetreues Replikat der Zahnkrone und schickt das Zahnhütchen wieder an den Zahnarzt oder die Zahnärztin. Jetzt kommt die Anprobe … Sitzt, wackelt und hat Platz ist hier kein anzustrebendes Ergebnis. Ein optimaler Randschluss, also die perfekte Passform, ist ähnlich wie bei deiner Lieblingsjeans das Nonplusultra.

Wie bei den Zahnfüllungen gibt es auch Kronen aus unterschiedlichen Materialien, jedes davon hat seine Vor- und Nachteile.

Metallkronen sind meist aus einer silberfarbenen Chrom-Kobalt-Legierung oder – heute nur noch sehr selten – aus einer Goldlegierung. Da die silbernen Zahnkronen sehr robust und kostengünstig sind, werden sie von vielen Kolleg:innen in der Kinderzahnheilkunde zum Fixen kaputter Milchzähne verwendet. Ein Nachteil dieses Materials ist seine Farbe. Da man Kronen im Mund sieht, sind Metallkronen nicht die beste ästhetische Wahl. Außerdem kann man bereits wenige Tage nach dem Einbringen dieser Kronen in die Mundhöhle einzelne Metallbestandteile überall im Körper nachweisen. Jedes Metall stellt für das Immunsystem einen Fremdkörper und ein potenzielles Risiko für Allergien dar. Sobald unterschiedliche Legierungen im Mund vorhanden sind –

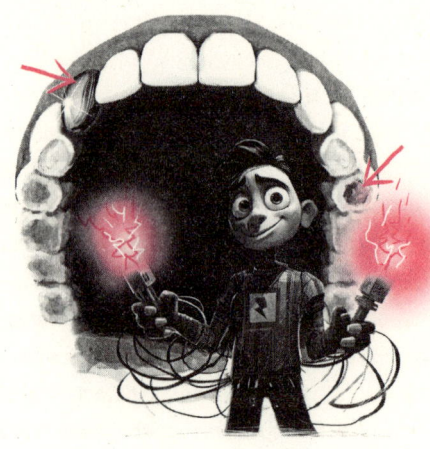

zum Beispiel eine Amalgamfüllung und eine Goldkrone –, treten elektrische Phänomene auf, die die Gesundheit beeinträchtigen können. Es fließt Strom – du erinnerst dich an den Radioempfang.

Hybridmodelle aus Metall und Keramik findet man heute nur noch relativ selten. Dabei ist das Gerüst aus Metall, und zumindest an der Außenfläche hat man weiße Verblendungen.

Und damit sind wir beim zweiten häufig verwendeten Material für Kronen: Keramik. Keramikkronen sind deshalb die beliebtere Wahl, da sie die natürliche Farbe des umgebenden Zahngewebes annehmen und man mit ihnen somit ein perfektes ästhetisches Ergebnis erzielen kann. Darüber hinaus sind sie biokompatibel, lösen also keine Allergien aus und bergen kein Potenzial, schädlich für die Patient:innen zu sein. Einzig der Kunststoffkleber, mit dem man sie einklebt, ist umstritten, da er Bisphenol A enthält, ein Stoff, von dem schon häufiger die Rede war.

Ob und wie lange Keramikkronen halten, ist ganz extrem von der Fachkompetenz der Zahnärzt:innen und Zahntechniker:innen abhängig, die sie herstellen und einsetzen. Bei kleinsten Fehlern oder Fehlbelastungen, die der Zahnarzt oder die Zahnärztin vorher nicht bedacht hat, können diese Kronen brechen. Dabei spielt auch die Sorte Keramik eine Rolle, die verwendet wird. Zirkondioxid ist nicht so ein Sensibelchen und eine besonders widerstandsfähige Keramik. Das Material ist jedoch härter als der eigene Zahnschmelz, was uns unser Kiefergelenk schnell übel nehmen kann.

Wenn ich von Perfektion spreche, meine ich damit die Genauigkeit bis auf den letzten Millimeter. Eigentlich sogar noch kleiner … Wie du bereits weißt, spüren wir selbst ein Haar zwischen unseren Zähnen. Eine Krone, die auch nur einen halben Millimeter zu hoch ist, hält kein:e Patient:in auf Dauer aus. Fast genauso dramatisch ist es aber, wenn eine Rekonstruktion des eigenen Zahns plötzlich einen halben Millimeter zu flach ist. Meist spürst du diesen Unterschied nicht direkt. Wenn du nach einem Zahnarzttermin und dem Einsetzen einer neuen Krone jedoch nach ein paar Tagen plötzlich Nacken- oder Rückenschmerzen bekommst, kann das an einer falschen Höhe der neuen Krone liegen.

Um das zu verhindern, überlegt man vor einer Versorgung als ganzheitlich denkende Zahnärztin oder Zahnarzt immer, ob der Biss funktionsfähig ist und so bleiben kann oder ob etwas verändert werden muss. Eine neue Krone zu basteln und in einen Mund zu bringen, bei dem die Zähne gar nicht richtig aufeinanderpassen, hat für uns Zahnärzt:innen sogar rechtliche Konsequenzen. Wir sind dazu verpflichtet, vor einer prothetischen Behandlung (Kronen, Brücken etc.) eine sogenannte Funktionsanalyse durchzuführen, um genau das herauszufinden. Kann der Biss so bleiben, oder braucht der Patient oder die Patientin im Worst Case vielleicht sogar noch mal eine Zahnspange?

Diese Funktionsanalyse ist also entscheidend für den späteren Therapieerfolg. Wie so oft werden die Kosten dafür aber nicht von den gesetzlichen Krankenkassen übernommen.

Die richtige Form einer oder mehrerer Kronen erfordert ebenfalls ein bestimmtes Fachwissen und diagnostische Hilfsmittel wie die Vermessung des Kiefergelenks. Die sogenannte Axiografie ist eines von vielen Verfahren, um eine möglichst exakte Angabe zu bekommen, wie hoch die Kronen im Allgemeinen später sein müssen, aber auch, welchen Gradwinkel bestimmte Höcker benötigen. Auch das zahlt die gesetzliche Krankenkasse nicht und müssen die Patient:innen aus der eigenen Tasche latzen. Ohne dieses ganze Bohei kann es aber schon mal passieren, dass die neue Krone wie ein zerknautschter Kaugummi aussieht.

Allein die Abformung der Kiefer birgt wahnsinnig viele Fehlerquellen, die dann die Zahntechniker:innen wieder ausbaden müssen. Moderne Scanner sollen hier helfen und finden in immer mehr Praxen Einzug. Trotz aller Fachkompetenz passt nicht jede Krone von Anfang an perfekt. Jedes Einschleifen der Höhe schwächt jedoch die Keramik, sodass sich intelligente Wissenschaftler:innen und Praktiker:innen eine clevere Strategie überlegt haben, um Korrekturen zu minimieren.

Das Ganze nennt man Testlauf. Dieser besteht bei mehreren Kronen aus einer Zahnschiene und dann erst einmal aus Kunststoffkronen, die zeigen sollen, ob der Biss wirklich gut funktioniert und keine Probleme macht. Das dauert gut und gerne sechs Monate. Ist der Patient, die Patientin beschwerdefrei und zufrieden, geht es in die finale Runde. Erst jetzt werden die endgültigen Keramikkronen eingesetzt.

Diese aufwendigen Verfahren haben toll klingende Namen:
1. Wax-up (die Wachsversion)
2. Mock-up (schnelle Kunststoffversion)
3. Langzeitprovisorien (Kunststoffkronen)
4. finale Rekonstruktion (Keramikkronen)

Je nach Anzahl der Kronen kostet das Ganze übrigens gut und gern so viel wie ein Mittelklassewagen. Auch hier sollte man nicht am falschen Ende sparen, denn wer Schritte überspringt, zahlt am Ende doppelt. Lassen wir es besser gar nicht so weit kommen.

Ich erinnere mich an die erste Krone meiner zahnärztlichen Karriere noch ziemlich genau und ärgere mich dabei bis heute über mich selbst.

Der Patient war mein Vater, und die eigene Familie ist bekannterweise oft die schwierigste Kundschaft. In meinem Staatsexamen gehörte es zum Pflichtprogramm, eine Krone zu beschleifen und einzusetzen. Mein Vater hatte eine große, alte Füllung, die nicht mehr wirklich gut aussah, und seine Hauszahnärztin hatte bereits eine Krone empfohlen. Bestandteil der Prüfung war, die richtige Indikation für eine Krone zu stellen und dann die Behandlung durchzuführen. Beides klappte wie am Schnürchen, und nur zwei Wochen nach Behandlungsstart kassierte ich meine erste Eins im Fach Prothetik. Zwei Jahre danach rief mich mein Vater an und beschwerte sich darüber, dass die Krone gebrochen sei. Ich wusste keine Antwort.

Was hatte ich falsch gemacht? Um die Situation aufzulockern, fragte ich, ob er auf Ziegelsteine gebissen hatte. Nein, und nach Lachen war ihm auch nicht zumute. Erst viele Fortbildungen später verstand ich, dass ich nur den einen Zahn betrachtet hatte und nicht das gesamte System Mund. Hätte ich mir seinen Biss genauer angeschaut und wie stark der Zahn seit Jahren schon fehlbelastet wurde, hätte ich vielleicht ein anderes Material gewählt oder noch besser meinen Vater zu einer Zahnspange überredet.

Die Wahl des Materials für eine Zahnkrone hängt also von verschiedenen Faktoren ab, einschließlich der Position und Funktion des betroffenen Zahns, der Ästhetik und den finanziellen Überlegungen. Es ist wichtig, mit deinem Zahnarzt oder deiner Zahnärztin zu sprechen, um die beste Option für deine Bedürfnisse und Wünsche zu finden.

Selbstzerstörerische Schönheitstrends –
Gos und No-Gos

Echtes Lächeln kommt von innen, sagt mein Opa immer, und trotzdem legen wir in den letzten Jahren immer mehr Wert auf ein perfektes Hollywoodlächeln. Oft vergessen wir zugunsten der neusten Modetrends sogar unsere Gesundheit. Warum ist das so?

In den sozialen Medien strahlen dich immer mehr Influencer mit einem kloschüsselweißen Lächeln an.

»Mit dem Rabattcode ›Toilette‹ bekommst du 20 Prozent auf ein schrottiges Bleachingprodukt, das absolut nichts bringen wird außer vielleicht Zahnschmerzen«, denke ich mir. Ich werde wütend, also zappe ich schnell weiter. Plötzlich schaue ich selbst in den Spiegel und entdecke eine kleine Ecke an meinen Zähnen, die gerade sein müsste, wenn ich das perfekte Lächeln haben möchte.

Doch was ist perfekt?

Die Oberkieferzähne sollen dominant sein und die Unterkieferzähne im geschlossenen Zustand kaum sichtbar. Ein perfektes Lächeln zeigt gerade, weiße Zähne ohne Makel. Bis dahin gehe ich gern mit, da diese Parameter auch gesund sind. Muss nun aber jeder von uns einen Gartenzaun im Mund haben wie die Hollywoodstars?

Nein und Ja. Jeder und jede muss für sich selbst entscheiden, womit er oder sie sich wohlfühlt, und ich kenne selbst Patient:innen, die wegen einer Zahnlücke gehänselt wurden. Ich lehne Schönheitstrends nicht grundsätzlich ab, nur sobald sie ungesund sind oder gar gefährlich wie ein Brazilian Butt Lift, die Po-Vergrößerung mit Eigenfett.

Bei unvorteilhaften Zahnformen oder unerwünschten Zahnlücken können minimalinvasiv und substanzschonend hauchdünne Keramikscheibchen (Veneers) geklebt werden oder von Spezialisten Kunststofffüllungen gemacht werden. So schön, so gut.

Was wir derzeit aber erleben, sind Discountketten, die nachweislich Körperverletzung begehen und fast den halben Zahn wegschleifen, bis nur noch kleine Stummel übrig sind, um dann in unterirdischer Qualität kloschüsselweiße Kronen bei Teenagern einzusetzen.

Um Geld zu sparen, fahren vielen Menschen ins Ausland und lassen dort für einen Bruchteil der Kosten, die ein Zahnarzt oder eine Zahnärztin in Deutschland berechnet, in »Schleiftempeln« die Behandlung durchführen. Der deutlich günstigere Preis geht in 99 Prozent der Fälle allerdings mit einem Bruchteil an Qualität einher. Das soll nicht heißen, dass es im Ausland keine tollen Zahnärzt:innen gibt und alle deutschen Zahnärzt:innen Super-Spitzenklasse sind. Spezialist:innen für Ästhetik und Funktion, deren Spezialgebiet eben genau das ist, gibt es weltweit. Diese haben jedoch auch ihren Preis. Und zwar überall.

An eine falsche, traumatische Behandlung von Zähnen schließen sich oft kostenintensive und schmerzhafte Folgebehandlungen an. Wer bei der Gesundheit spart, zahlt am Ende drauf.

In einer Zeit, in der Menschen Tausende von Euro für einen Hintern bezahlen, der dann aussieht, als würden sie eine Windel tragen, und ein massives Risiko eingehen, bei der OP zu sterben, schockieren mich mittlerweile kaum noch Schönheitstrends. Meine beste Freundin wollte vor ihrer Hochzeit beispielsweise ihr Lächeln aufhübschen, deshalb empfahl ich ihr eine professionelle Zahnreinigung mit anschließendem professionellem Bleaching. Dabei musste sie sich keine Sorgen machen, langfristige Schäden davonzutragen oder gar den Eingriff nicht zu überleben.

Eine befreundete Musikerin stellte sich ebenfalls vor ihrer Hochzeit bei mir vor. Hier war das Kind jedoch schon in den Brunnen gefallen. Ihre Zähne waren bis auf ein paar kleine Stummel abgeschliffen und man hatte furchtbare Kronen draufgeklebt. Durch das Beschleifen war ein sogenanntes Schleiftrauma eingetreten, sodass alle Kronen wieder entfernt werden mussten. Und das war noch nicht alles. Es folgten diverse Wurzelkanalbehandlungen, und alle Zähne mussten neu überkront werden. Du kannst dir sicher vorstellen, was das für ein Leidensweg war. Auf ihrem Hochzeitsbild konnte sie nicht einmal lachen.

Wenn man die Gesundheit von Menschen aufs Spiel setzt, um sich die Taschen zu füllen, nehme ich es wirklich persönlich und lasse mir meine große Klappe nicht verbieten. Es wird Zeit, dass wir aufhören, uns an krank machenden Schönheitstrends zu orientieren, sei es nun den Mund betreffend oder den gesamten Körper.

Auch das Aufspritzen der Lippen führt für mein Empfinden nicht dazu, dass ein Mensch schöner wird. Ich habe noch nie hässliche Lippen an einem Menschen gesehen, außer sie waren aufgespritzt.

Eine der weltweit berühmtesten Influencerinnen trieb den Lippentrend vor ein paar Jahren so weit, dass sie ihren Followern weismachen wollte, nur mithilfe eines Konturenstifts ein wahnsinniges Volumen ihrer natürlich eher schmalen Lippen erreicht zu haben. Dass das Ganze eher eine geniale Verkaufsstrategie war, gestand Kylie Jenner bei *Keeping up with the Kardashians* Jahre später und offenbarte, bereits im Alter von 16 Jahren das erste Mal Hyaluroninjektionen der Lippen erhalten zu haben. Dieser Trend hat seit mehreren Jahren wahnsinnig an Popularität gewonnen, und auch hier sieht man leider viele Ergebnisse, die bestätigen, dass mehr nicht immer automatisch besser ist.

Wir Zahnis dürfen übrigens Hyaluron und Co. nur spritzen, wenn wir dabei den Lippenrotbereich nicht verlassen. Durch die Kieferorthopädie können wir jedoch die Zahnstellung so verändern, dass wir damit auch die Optik der Lippen beeinflussen und das ganze Profil verändern.

In den letzten Jahren tummeln sich immer mehr Ketten für Zahnschienen auf dem Markt, die für einen schmalen Taler gerade Zähne versprechen. Ich wurde einmal eingeladen, um mir von ei-

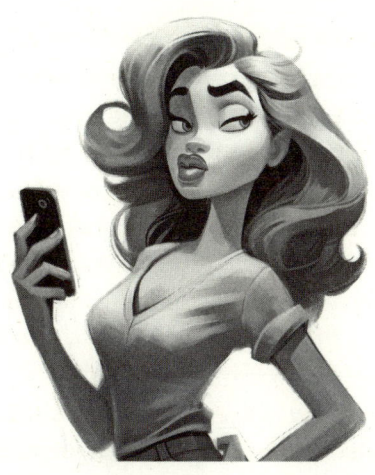

nem der marktführenden Unternehmen in diesem Bereich selbst ein Bild zu machen. Hier sind rein betriebswirtschaftlich gesehen absolute Profis am Werk. Von der Terminerinnerung bis zur Freundlichkeit am Empfang konnte ich nichts Negatives feststellen und war im ersten Augenblick positiv überrascht. Beim Blick hinter die Fassade änderte sich das jedoch schlagartig. Einen Fachzahnarzt für Kieferorthopädie beschäftigte das Unternehmen in dieser Filiale nicht. Auf meine Nachfrage musste ich feststellen, dass die Diagnostik nicht mal ansatzweise an das heranreichte, was ich von guten Kieferorthopäd:innen oder fortgebildeten Kolleg:innen kannte – wie auch bei den Discounterpreisen? Probleme nach den Behandlungen seien keine Seltenheit, verriet mir eine Mitarbeiterin vor Ort. Die Kosten für die Korrektur der Fehlbehandlung trage jedoch das Unternehmen. Diese Behandlung müsste dann aber bei einem Fachzahnarzt stattfinden?! Alles in allem waren auch die gezeigten Patient:innenfälle im Ergebnis absolut mangelhaft.

Googelt man die Kriterien für ein attraktives Gesicht von Männern, stößt man neben einem schönen Lachen auch auf den Begriff »Jawline«. Markante Wangenknochen gelten als ein Zeichen für Männlichkeit. Plastische Chirurg:innen erkannten diesen Trend vor ein paar Jahren und begannen, unseren großen Kaumuskel künstlich mit Hyaluron zu vergrößern. Auch die Damenwelt folgte dem Schönheitstrend. Um die Kosten für die Injektion zu sparen, empfahlen halb gewalkte Influencer:innen extensives Kaugummikauen oder eigens dafür hergestellte Kaubälle. Eine Welle von Schmerzpatient:innen trudelte kurze Zeit später bei den Zahnärzt:innen in die Praxis mit der Diagnose: CMD. Der Kaumuskel wurde durch die Überbelastung so groß, dass er die beteiligten Strukturen in Mitleidenschaft gezogen hatte. Im schlimmsten Fall war das Kiefergelenk der Betroffenen so stark geschädigt, dass der Mund nicht mehr aufging. Hier halfen oft nur physiotherapeutische Behandlung, eine spezielle Schiene oder im Worst Case eine Operation.

In zahnmedizinischen Lehrbüchern lernt der oder die junge Zahnmedizinstudierende, wie ein Mund mitsamt Zähnen perfekt aussehen sollte, und spricht dabei von Eugnathie. Alles, was davon abweicht, wird als Dysgnathie bezeichnet. In den meisten Fällen »funktionieren« die nicht ganz »perfekten« Zahnstellungen trotzdem. Die Natur scheint also nicht an der Form, sondern an der Funktion interessiert zu sein.

Das entspricht natürlich nicht den neuesten Beautytrends, und der oder die Veneerspezialist:in in Beverly Hills wird sich diesen Satz wahrscheinlich nicht auf sein, ihr Praxisschild schreiben, aber in meiner Praxis ist es ein Credo. Schönheit liegt sprichwörtlich im Auge des Betrachters oder der Betrachterin und schön ist doch eigentlich jeder und jede auf seine und ihre Weise. Statt kranken Trends hinterherzulaufen fände ich es toll, wenn der Fokus wieder mehr auf unserer allgemeinen und mentalen Gesundheit liegen würde.

Warum auch Dummköpfe Weisheitszähne haben

Unser Gebiss beherbergt einige Zähne, die sich beim Durchbruch viel Zeit lassen und manchmal nie das Licht der Welt erblicken. Im Kieferknochen können diese Trödler keine Karies bekommen. Macht sie das oder ihre:n Besitzende:n eventuell besonders intelligent, oder warum spricht man hier von den Weisheitszähnen?

Die Bezeichnung »Weisheitszahn« geht auf die Vorstellung zurück, dass die dritten Backenzähne erst im Erwachsenenalter durchbrechen, wenn man bereits weise ist und mehr Lebenserfahrung hat. Sie haben also nichts mit dem Hirnschmalz ihrer Besitzenden zu tun, sondern mit unserer Vergangenheit. Früher, als bei unseren Vorfahr:innen noch hauptsächlich harte, zähe Lebensmittel auf dem Speiseplan standen, waren diese zusätzlichen Zähne von Vorteil. Aber heute, wo wir in der Regel weiche Burger und labbrige Pommes futtern und unsere Kiefer kleiner geworden sind, sind auch die »weisen Backenzähne« überflüssig geworden. Deshalb haben einige von uns als folgerichtigen Schritt der Evolution teilweise gar keine Weisheitszähne mehr.

Das Hauptproblem mit Weisheitszähnen ist, dass sie oft nicht genug Platz zum Wachsen haben. Dies kann dazu führen, dass sie schief wachsen, nur teilweise schlüpfen oder sogar im Kiefer stecken bleiben. Ragen sie nur ein Stück heraus, können sich schnell Schmutznischen bilden wie die typischen kleinen Ecken in der Küche, die man mit dem Wischmopp nicht sauber bekommt. Wenn Weisheitszähne stecken bleiben, kann das zu Schwellungen, Schmerzen und sogar Kiefersperren – der Mund geht nicht mehr auf – führen. Selbst wenn sie sich einwandfrei hinter den zweiten Backenzähnen in die Reihe stellen, erreichen wir sie nur schlecht mit der Zahnbürste, was nicht selten Karies und Zahnfleischprobleme zur Folge hat.

In einigen Fällen müssen Weisheitszähne deshalb entfernt werden. Die gute Nachricht ist, dass Weisheitszähne in der Regel zwischen dem 17. und 25. Lebensjahr herausgenommen werden, wenn sie noch nicht gefühlt so groß sind wie ein Golfball und unsere Wundheilung tipptopp funktioniert.

Eine Weisheitszahnentfernung ist keine große Sache unter der Bedingung, dass auch hier wieder ein Profi am Werk ist. Das heißt ein:e Oralchirurg:in, Mund-Kiefer-Gesichtschirurg:in oder Zahnärzt:in mit chirurgischer Erfahrung. Dann ist es auch okay, alle vier Weisheitszähne auf einmal entfernen zu lassen. Wer jedoch Angst vor dem Eingriff hat, kann das Ganze auch in Etappen angehen. Der schlechte Ruf der Weisheitszahnentfernung liegt eher in der Vergangenheit, als jeder Wald-und-Wiesen-Zahnarzt den Eingriff vorgenommen hat. Mit der zunehmenden Spezialisierung innerhalb der Zahnmedizin übernehmen immer öfter erfahrene Chirurg:innen diesen Eingriff, den jede:r von ihnen im Schlaf beherrscht. Mein bester Freund im Studium durfte als Assistenzarzt täglich zwischen 20 bis 30 Weisheitszähne entfernen. Manche Eingriffe dauerten seinen Erzählungen zufolge weniger als fünf Minuten. Also keine Angst.

Zusammenfassend: Weisheitszähne haben nicht nur die Klugen unter uns, sondern die meisten von uns. Sie können Probleme verursachen, wenn sie nicht genug Platz zum Wachsen haben oder wir sie nicht richtig sauber bekommen, aber in der Regel sind sie leicht zu entfernen, und die Erholungszeit nach dem Eingriff beträgt nur wenige Tage. Für eine Woche sollte man die Finger vom Alkohol und am besten gleich für immer vom Glimmstängel lassen. Ananasextrakt und Arnika helfen gegen mögliche Schwellungen, und wer fleißig kühlt, ist nach spätestens einer Woche wieder gesellschaftsfähig. Wie bei allen Operationen kann es Komplikation wie Nachblutungen, Entzündungen, Schwellungen und Schmerzen geben. Auf die Gefahr hin, wie ein Leierkasten zu klingen – gehst du zu einem Profi, sinkt das Risiko, eine dieser Komplikation zu erleiden, immens.

In einem bestimmten Fall sind vor allem Kieferorthopäd:innen und Kinderzahnärzt:innen dankbar für Weisheitszähne. Haben unsere Patient:innen stark zerstörte Kreidezähne oder sind manche Zähne erst gar nicht angelegt, bedient man sich am körpereigenen Ersatzteillager: unseren Weisheitszähnen. Dazu werden die Kreidezähne – meistens die Sechsjahresmolaren – bis zum zwölften Lebensjahr des betroffenen Kindes entfernt. Die 7er und Weisheitszähne wandern dann automatisch nach vorne und füllen die Lücke auf. Klappt das nicht von allein, kann der Kieferorthopäde oder die Kieferorthopädin mit einer Zahnspange nachhelfen und den siebten Zahn nach vorne ziehen (Mesialisierung). Auch Zahntransplantationen sind mittlerweile eine etablierte Therapiemethode und allemal einem künstlichen Implantat vorzuziehen. Schon kurze Zeit nach der Transplantation wachsen die Weisheitszähne in ihrer neuen Umgebung fest an und können dank ein paar Umbaumaßnahmen durch Zahnärzt:innen als Frontzahn funktionieren.

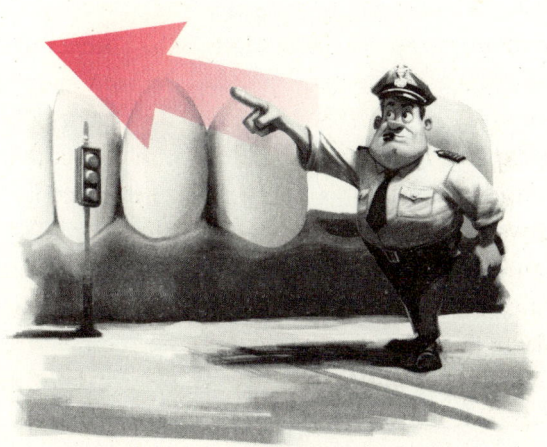

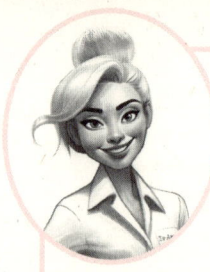

16 bis 30 Jahre

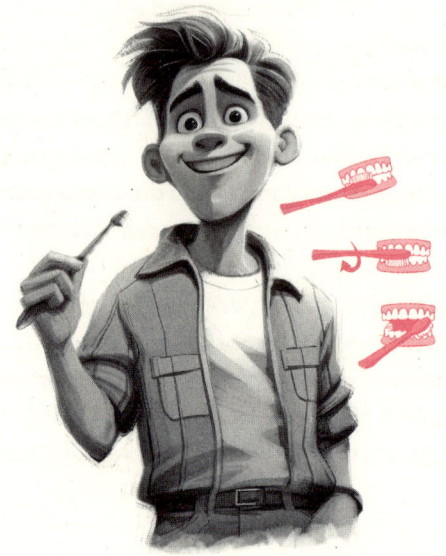

Was braucht man?

- Ölziehen
- Zungenreinigung
- elektrische Zahnbürste
- Fluorid-/fluoridfreie Zahnpasta
- zweimal im Jahr professionelle Zahnreinigung
- Rot-Weiß-Technik: im 45-Grad-Winkel vom Zahnfleisch zu den Zähnen kreisend bürsten

Rushhour – beknackter Kiefer: 30 – 60 Jahre

Mitten im Leben angekommen …

Zwischen dem 30. und dem 60. Lebensjahr stehen wir oft vor beruflichen Herausforderungen, familiären Verpflichtungen und anderen Stresssituationen. Doch während wir uns bemühen, unsere Karriere voranzutreiben und gleichzeitig die Familie am Laufen zu halten, gibt es eine Sache, die uns nicht nur sprichwörtlich Kopfschmerzen macht: unsere Zähne.

Als wäre es nicht schon genug, dass wir voll und ganz damit beschäftigt sind, alle To-dos zu jonglieren, kommen wir an unangenehmen Themen wie Wurzelkanalbehandlungen oft nicht vorbei. Und außerdem gibt es auch noch das lästige Zähneknirschen, das uns nachts den Schlaf raubt und uns tagsüber wie Zombies aussehen lässt.

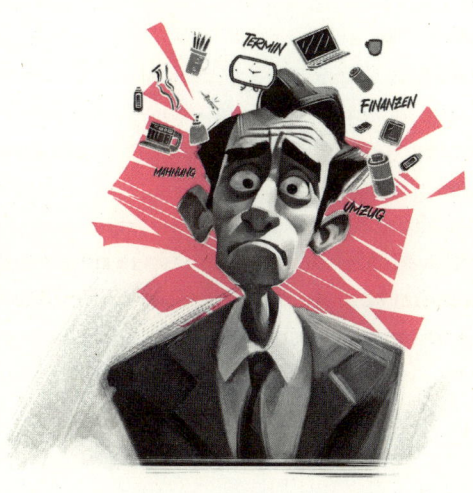

Wenn du manchmal das Gefühl hast, dass dir das Leben in dieser Zeit auf den Zahn fühlt, bleib gelassen. Es gibt ein paar entscheidende Facts, die ich mit dir teilen möchte, um dich mit einem Lächeln durch die Rushhour deines Lebens zu navigieren.

Wurzel allen Übels – wenn der Zahnarzt auf die Nerven geht

Wurzelkanalbehandlung – allein das Wort klingt schon nach einem Horrorfilm. Aber keine Sorge, wir sind hier nicht am Set von *Saw*, sondern eher bei einer neuen Folge von *Die Einrichter*. In diesem Kapitel geht es um die Rettung unserer Zähne, und das kann manchmal auch bedeuten, dass eine Wurzelkanalbehandlung notwendig ist.

Dazu müssen wir uns noch mal an die Anatomie eines Zahns erinnern. Man kann sich das Innenleben eines Zahns ein bisschen wie ein nettes Apartment mit vielen kleinen Ecken und Schrägen vorstellen. Manche Zähne haben nur ein Zimmer, und manche sind luxuriöse Anwesen mit unzähligen Zimmern. Der sogenannte Wurzelkanal ist der Hohlraum im Inneren der Zahnwurzel (Zimmer), der das Zuhause von unserem Zahnnerv (Möbel) bildet. Unser Frontzahn ist meistens eine geräumige Einzimmerwohnung, wohingegen der Backenzahn 26 als Luxusvariante vier oder sogar mehr Wurzelkanäle haben kann.

Ziel der sogenannten endodontischen Behandlung – kurz Endo – ist es, diesen Zahnnerv vollständig zu entfernen und den leeren Hohlraum erst komplett zu reinigen, um ihn danach mit einem geeigneten Material wieder zu befüllen. Also wie eine Renovierung. Erst mal alles raus, klar Schiff machen und dann à la Tine Wittler wieder neu einrichten. Wie das funktioniert und warum der schlechte Ruf dieser Behandlung nur teilweise gerechtfertigt ist, erfährst du jetzt.

Eine Endo wird immer dann nötig, wenn Bakterien im Zahninneren zu einer Entzündung geführt haben. Das kann durch eine tiefe Karies, eine schlecht gemachte Füllung oder zum Beispiel einen Unfall passieren. Für den Patienten oder die Patientin kann der betroffene Zahn komplett beschwerdefrei sein oder aber nachts so schlimm pochen, dass man es kaum aushält. Diese sogenannten pulpitischen Schmerzen sind für mich die schlimmsten Zahnschmerzen und auch mit starken Schmerzmitteln teilweise kaum auszuhalten. Ich spreche aus Erfahrung. Immer dann, wenn der Schmerz in den gesamten Kiefer ausstrahlt, stehen Patient:innen ohne Vorankündigung an der Rezeption und müssen schnellstmöglich behandelt werden.

Eine Wurzelkanalbehandlung benötigt vorab ein Röntgenbild und eine genaue Untersuchung, denn was manchmal nach Endo schreit, ist vielleicht auch einfach nur eine zu hohe Füllung oder ein störender Zahnkontakt. Ist die Zahnärztin sich aber sicher, dass der Renovierungstrupp der Zähne anrücken muss, wird der Zahn – wie bei jeder anderen unangenehmen Behandlung – vorher schlafen gelegt.

Ja, Spritzen sind blöd, aber mit einer Creme, die das Zahnfleisch vorher betäubt, absolut auszuhalten. Eine Wurzelkanalbehandlung wird dadurch per se schmerzfrei. Ist der Zahn jedoch so stark entzündet, dass die Anästhesie nicht richtig wirkt, empfehle ich stärkere Schmerzmittel, damit es für Behandler:in und Patient:in entspannt abläuft. Oder man versucht es mit Lachgas. Danach wird das gleiche Gummituch über den Zahn gespannt wie schon bei den Füllungen. Das alte Gerümpel aus dem kranken Zahn möchte man zum einen ungern im Mund verteilen, und die Keime aus dem Mundraum haben im Wurzelkanal ebenfalls nichts zu suchen. Bei Endos sollte der Kofferdam Pflicht sein.

Nun beginnt die Zahnärztin, die kranke Zahnsubstanz oder alte Füllung zu entfernen, bis sie schließlich beim entzündeten oder schon abgestorbenen Zahninneren angelangt ist. Das dauert meist nur wenige Minuten. Jetzt wechselt sie zu einem neuen Bohrer, weil man weder die Keime der Mundhöhle noch Kariesbakterien in den Wurzelkanal schleppen möchte. Wenn man eine Wohnung betritt, zieht man auch für gewöhnlich die Schuhe aus, um den Dreck von draußen nicht mit reinzunehmen.

Mit dem nigelnagelneuen Bohrer trägt sie nun im Optimalfall nur den oberen Teil des Nervs ab, denn vielleicht ist die Entzündung nur im oberen Teil. Vielleicht muss nicht immer die ganze Wohnung renoviert werden. Eine Wand zu streichen macht manchmal auch schon einiges her. Weil der Zahnnerv gut durchblutet ist, entsteht eine Blutung. Diese muss gestillt werden, um ein Medikament auftragen und eine normale Füllung legen zu können. Das Ganze nennt man Teilwurzelbehandlung und ist vor allem bei Kindern eine tolle Möglichkeit, einen Teil des Nervs am Leben zu erhalten.

Ist das Wurzelwachstum bereits abgeschlossen oder der ganze Nerv entzündet, reicht das Verfahren mit dem toll klingendem Namen Pulpotomie aber leider nicht mehr. Wenn der gesamte Nerv schon abgestorben ist oder zum Beispiel die Blutstillung nicht funktioniert, versucht man entweder old fashioned mit feinen Nadeln oder modern mit rotierenden Maschinen alles auszuräumen.

Dazu messen bestimmte Geräte, wie tief man als Zahnärztin bzw. Zahnarzt in den Zahn eintauchen darf, auf Zehntelmillimeter genau. Geht man zu tief rein, wird das umliegende Gewebe gereizt, ist man zu zaghaft, bleibt Gerümpel im Zahn, das eigentlich rausmüsste.

Immer wieder versucht man, alle Keime aus dem Wurzelkanal nach draußen zu befördern. Erst mechanisch mit den Nadeln, aber dann auch chemisch mit Spüllösungen. Diese kann man sogar noch ultraschallaktivieren. Klingt nach Science-Fiction? Für jede Wurzelkanalbehandlung ist auch ein Mikroskop eine wichtige Voraussetzung, und ja, das sieht ein bisschen nach *Raumschiff Enterprise* aus.

Die Renovierung einer Wohnung ist oft aufwendig und mit steigender Zimmeranzahl auch zeitintensiv. Eine Endo von einem Backenzahn kann deshalb gut und gern bei einem Spezialisten drei Stunden dauern. Und selbst mit all der hochmodernen Ausstattung passiert es trotzdem immer wieder, dass winzig kleine Seitenkanäle übersehen werden, die dann später mächtig für Ärger sorgen. Bleiben Bakterien zurück oder sogar ganze Teile vom alten Nerv, beginnt oft ein Teufelskreis aus wiederkehrenden Entzündungen und Schmerzen. Eine schimmlige Ecke, die vergessen wurde zu renovieren, kann dauerhaft ernsthafte Probleme machen. Ähnlich ist es bei Zähnen.

Zurück zum Ablauf: Hat man den Zahn, so gut es geht, reinigen können, muss alles pupstrocken gemacht werden, um dann den Hohlraum mit einer speziellen Paste und kleinen Stiften aus Guttapercha zu füllen. Dazu macht der Endo-Spezialist vorher ein Röntgenbild, um sicherzugehen, dass er einen Stift in der richtigen Länge wählt.

Steht nur noch ganz wenig Restsubstanz, baut man zusätzlich einen Glasfaserstift in den Wurzelkanal ein. Dieser dient als Anker für die folgende Füllung. In den allermeisten Fällen muss auf den Zahn nach einer Wurzelkanalbehandlung auch eine Krone gesetzt werden.

Keine Sorge, du musst dir das alles nicht merken, aber verstehst vielleicht jetzt auch, warum dieses Prozedere sehr fehleranfällig ist. Schafft der Zahnarzt keine vollständige Entrümpelung – und das ist wirklich ein Drahtseilakt und kaum möglich –, dringen in winzigen Dosen, aber dafür unaufhörlich, über die feinen Kanäle des Zahns die zerfallenden Reste von Nervenzellen, die giftigen Abbauprodukte eingedrungener Bakterien, Pilze und Gifte aus der Zahnfüllung in den Knochen und die Blutbahn. Studien zufolge heilen nur sieben Prozent der wurzelbehandelten Zähne vollständig aus. In Deutschland werden im Jahr rund acht Millionen Zahnwurzelbehandlungen durchgeführt. Es scheint ein bisschen wie Russisch Roulette, wenn man keinen Profi konsultiert.

Der amerikanische Zahnarzt und Infektionsforscher Weston Price belegte in einer Studie, dass wurzelgefüllte Zähne Rheuma, Unterleibsinfektionen, Herzprobleme und andere chronischen Krankheiten verursachen können. Gemeinsam mit der Mayo-Klinik führte er bereits 1910 ein Experiment mit Tieren durch, denen er wurzelkanalbehandelte Zähne von Menschen implantierte, die selbst an degenerativen Krankheiten litten. Nur kurze Zeit später erkrankten die meisten Tiere an den gleichen Krankheiten wie die Spender:innen der wurzelkanalbehandelten Zähne und starben. Die Kontrollgruppe bestand aus 100 Tieren, denen gesunde Zähne implantiert wurden, und im Gegenteil zur Versuchsgruppe überlebten alle. In der wissenschaftlichen Gemeinschaft herrscht kein Konsens darüber, dass es solch einen Zusammenhang tatsächlich gibt, und sie zweifelt die Forschungsergebnisse von Westin Price stark an. Die Wahrheit liegt wohl in der Zukunft.

Eine Endo kann dazu beitragen, dass ein Zahn gerettet wird, der sonst entfernt werden müsste, aber auch Startpunkt eines elendigen Teufelskreises sein. Ich lehne Wurzelkanalbehandlungen prinzipiell nicht ab, nur die schlecht gemachten. Und davon gibt es leider eine Menge. Ich empfehle daher immer, zu Spezialist:innen für Endodontologie zu gehen, sollte eine solche Behandlung nötig sein. Eine Herzoperation würde man ja auch nicht dem Hausarzt oder der Hausärztin überlassen. Auch wenn die Behandlung für einen Profi oft ein Kinderspiel ist, bedeutet das nicht, dass wir uns als Patient:in darauf freuen. Ich habe einen wurzelkanalbehandelten Zahn. Die Behandlung hat sage und schreibe sechs Stunden gedauert und mehrere Tausend Euro gekostet. Auch ich hätte viel lieber auf dem Sofa gelegen und einen Science-Fiction-Film auf Netflix geschaut.

Ich möchte mit dir ein Beispiel aus meiner täglichen Arbeit als Kinderzahnärztin teilen. Eine besorgte Mutter aus der Türkei meldete sich kurz nach der Eröffnung meiner Praxis mit dem Wunsch, ihr Kind auf ganzheitliche Art und Weise kindgerecht behandeln zu lassen. Die Untersuchung endet dabei nicht mit der Einschätzung, wie viele Löcher zu bohren sind, sondern geht nicht selten mit einer Blutuntersuchung einher.

Der Frontzahn ihres Dreijährigen war in der Türkei wurzelkanalbehandelt worden. Seither kämpfte er immer wieder mit Infektionen und Beschwerden im gesamten Körper. Wir entschieden uns, den Milchzahn vorsichtig zu entfernen und alle potenziellen Störfelder im Mund zu behandeln.

Folgende Therapie führten wir an einem Tag durch:
- Auswertung des Blutbilds
- Ernährungsberatung
- Professionelle Zahnreinigung – um die Zahnfleischentzündung zu heilen
- Entfernung des wurzelkanalbehandelten Zahns
- Kariesbehandlung mit speziellem Biokunststoff und Keramikkronen
- Durchtrennung des zu kurzen Zungenbands
- Kieferorthopädische Maßnahmen zur Bisskorrektur

Das klingt aufwendig und war es auch. Unser Anästhesist unterstützte die Behandlung mit einem Vitamincocktail als Infusion. Die Beschwerden waren am Tag nach der Behandlung verschwunden. Das kann an der wunderbaren Luft in Wandlitz gelegen haben oder aber den beseitigten Störfeldern im Mund.

Welche Risiken und Nebenwirkungen aber gibt es, wenn wir tote Zähne behandeln? Bei Wurzelkanalbehandlungen werden in vielen Praxen noch heute zum Beispiel giftige Substanzen wie Formaldehyd oder Arsen verwendet, um die Hohlräume der Wurzel zu füllen. Diese Stoffe können Allergien auslösen. Gelangen sie in den Kieferknochen, was gar nicht so selten passiert, kann das zu Entzündungen und Abstoßungsreaktionen führen. Man stellt sich ja auch kein Asbest mehr in die Wohnung.

Missglückt die Behandlung, sind Fisteln und Zysten eine häufige Komplikation. Dann kann man als Zahnärztin oder Zahnarzt noch versuchen, die Wurzelspitze abzutrennen und zuzukleben. Die Erfolgsquote liegt Studien zufolge bei 90 Prozent, die Praxis zeichnet jedoch ein komplett anderes Bild.

Fazit: Wenn möglich jede Art von Wurzelkanalbehandlung vermeiden, und wie schon so oft erwähnt, wenn nötig ab zum Profi. Bei Problemen im restlichen Körper ohne erkennbare Ursache (zum Beispiel Hautausschlag) unbedingt wurzelkanalbehandelte Zähne untersuchen lassen und falls nötig entfernen.

Träum weiter, Baby – warum schlafen gesund ist

Schlaf ist eine lebenswichtige Funktion des menschlichen Körpers. Er ist notwendig, um unsere körperliche und geistige Gesundheit und unser Wohlbefinden aufrechtzuerhalten. Doch wie sieht ein gesunder Schlaf aus, und wie kannst du sicherstellen, dass du jede Nacht die richtige Menge und Qualität davon bekommst?

Berühmte Beautyblogger:innen haben eine Skincare-Routine. Ich habe eine Schlafroutine, die ich (fast) jeden Abend einhalte. Alles beginnt mit meiner letzten Mahlzeit um 18 Uhr. Ab 20 Uhr bin ich dann in einen Micky-Maus-Pyjama eingekuschelt mit einer Tasse Ayurvedatee. Nach Sonnenuntergang trage ich meine Blaulichtfilterbrille, lese noch ein bisschen die zauberhaften Geschichten von John Strelecky und versuche, möglichst vor 22 Uhr einzuschlafen. Ich weiß, das klingt wie ein Seniorenprogramm, aber ich schwöre, es funktioniert!

Ein wichtiger Bestandteil meines Schlafrituals ist auch die Musik. Ich höre zum Einschlafen gerne 528-Hz-Musik, auch bekannt als die Solfeggio-Frequenz. Angeblich fördert sie den Abbau des Stresshormons Cortisol und sorgt für einen tieferen und erholsameren Schlaf. Ich kann das nur bestätigen. Wenn ich abends ohne Musik einschlafe, wache ich am nächsten Morgen komplett mit Matschbirne und hundemüde auf. Jetzt kommt der verrückte Teil meines Schlafrituals: das Mouth Tape. Ja, du hast richtig gehört: Ich klebe mir tatsächlich ein Klebeband über den Mund, bevor ich ins Bett gehe. Nicht weil mein Mann findet, dass ich zu viel Quark erzähle, sondern weil Mouth Taping nachweislich die Nasenatmung unterstützt. Durch meine Zahnschiene schütze ich nicht nur meine Zähne vor dem Knirschen, sondern biete meinem Kaumuskel ebenfalls eine erholsame Auszeit. Gute Nacht.

Wenn du morgens wie eine Kakerlake aus dem Bett krabbelst, solltest du vielleicht deine Schlafgewohnheiten überdenken. Aber wie viel Schlaf braucht der Mensch eigentlich? Mindset-Gurus verbreiten gefährliche Nachrichten, wenn sie sagen: »Schlafen kannst du, wenn du tot bist.« Wer nur vier Stunden schläft, hat zwar mehr Zeit, ein Workaholic zu sein, wird aber statistisch gesehen viel häufiger krank und lebt weniger lang. Um nicht weiter auszuschweifen, möchte ich nur kurz betonen, dass es viel wichtiger ist, was wir mit unserer Zeit anfangen, wenn wir wach sind, statt die Zeit im Bett so weit runterzuschrauben, dass wir uns tagsüber wie Zombies fühlen.

Wenn wir uns den Wecker stellen, sollten wir darauf achten, dass wir zwischen sieben und neun Stunden Schlaf bekommen. Natürlich gibt es keine magische Formel, die für jeden Menschen funktioniert. Jeder und jede hat unterschiedliche Schlafbedürfnisse. Aber es ist wichtig, darauf zu achten, dass wir genügend Schlaf bekommen, um uns tagsüber wohl und ausgeruht zu fühlen.

Ein wichtiger Faktor ist der sogenannte 1,5-Stunden-Rhythmus. Unser Körper durchläuft in etwa 90-Minuten-Zyklen verschiedene Schlafphasen. Während der Einschlafphase befinden wir uns in einem leichten Schlaf und können jederzeit wieder aufwachen. Danach folgt die Tiefschlafphase, in der unser Körper sich regeneriert und die Zellen erneuert werden. In dieser Phase ist es besonders schwer, aufzuwachen. Danach geht es in die sogenannte REM-Phase, in der unser Gehirn sehr aktiv ist und wir träumen. REM heißt Rapid Eye Movement und kommt daher, dass wir in dieser unruhigen Phase besonders viele Augenbewegungen machen. Dieser Zyklus aus REM- und Non-REM-Schlafphasen wiederholt sich mehrmals in der Nacht.

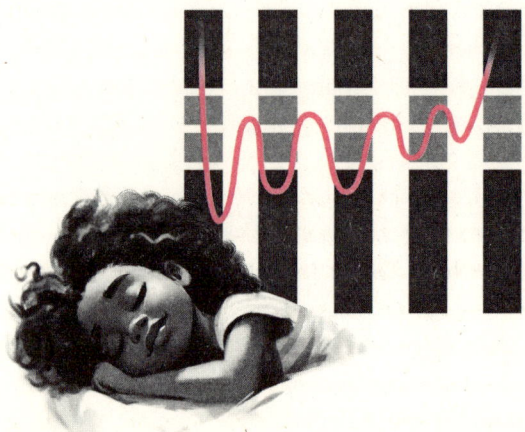

Ein Beispiel dazu: Klingelt unser Handy inmitten einer Tiefschlafphase nach acht Stunden und weckt uns auf, sind wir geräderter, als wären wir 30 Minuten früher aufgestanden – also vor dem Eintritt in die Tiefschlafphase – nach 7,5 Stunden Schlaf.

Schlafapps können dir dabei helfen, deine Schlafmuster zu tracken und eine optimale Bettzeit- und Schlafdauer zu finden. Und wer weiß, vielleicht wirst du sogar so erholt aufwachen wie ein Einhorn auf einer Wolke aus Zuckerwatte.

Aber warum erzähle ich dir das alles? Was hat der Schlaf mit den Zähnen zu tun? Patient:innen, die besonders nachts mit den Zähnen knirschen, sollten dieses Kapitel als ersten Therapieansatz verstehen – mehr zum Thema folgt –, und allen anderen schadet ein guter Schlaf ebenfalls nicht. Meine Oma pflegte immer zu sagen: »Schlaf ist die beste Medizin.«

Die National Sleep Foundation hat eine Liste von Empfehlungen zusammengestellt, die dafür sorgen sollen, dass wir optimalen Schlaf erhalten. Hier ist auf dieser Grundlage meine persönliche 10-Punkte-Checkliste, um dir zu helfen, einen besseren Schlaf zu erreichen:

Annes Schlummertipps

1. Wake me up: Versuche, jeden Tag zu ungefähr der gleichen Zeit schlafen zu gehen und auch aufzuwachen.
2. Traumlandschaft: Stelle sicher, dass dein Schlafzimmer kühl, dunkel und ruhig ist. Verwende eine bequeme Matratze und Kissen.
3. Keine Power Naps: Wenn du Probleme hast, nachts einzuschlafen, vermeide es, tagsüber ein Nickerchen zu machen.
4. Don't drink & sleep: Substanzen wie Koffein, Nikotin und Alkohol vor dem Schlafengehen stören auch deinen Schlafzyklus – neben allen anderen schädlichen Side Effects.
5. Power up: Regelmäßiger Sport kann dazu beitragen, die Qualität deines Schlafs zu verbessern.
6. Babyfood: Schwere Mahlzeiten vor dem Schlafengehen können dazu führen, dass du dich unwohl fühlst und dein Schlafzyklus gestört wird. Deshalb am Abend besser nur eine kleine Portion essen.

7. Routine: Eine regelmäßige Abendroutine kann dazu beitragen, den Körper und den Geist zu entspannen und auf den Schlaf vorzubereiten.

8. Flugmodus an, WLAN aus: Verbanne Handy und Laptop aus dem Raum, in dem du schläfst, und versuche, nicht direkt vor dem Einschlafen stundenlang bei Insta zu surfen.

9. Kopf aus: Entspannungstechniken wie tiefes Atmen, Yoga oder Meditation vor dem Schlafengehen können beim Einschlafen hilfreich sein.

10. Vorsicht bei Schlafmitteln: Bitte nur nach Rücksprache mit einem Experten oder einer Expertin einnehmen.

Kiefer gut, alles gut – CMD: Die Königsdisziplin der Zahnmedizin

Stell dir vor, dein Mund ist ein Workaholic. Er kann Multitasking, indem er atmet, kaut, schmeckt, fühlt, spricht und verdaut – oft alles gleichzeitig. Doch wie bei jedem und jeder Arbeitswütigen führt eine dauerhafte Überbelastung irgendwann zum Burn-out. Beim Mund ist das häufig dann der Fall, wenn unsere Zähne nicht richtig aufeinanderpassen. Eine Weile kann unser Mund noch mit zum Beispiel zu flachen Kronen umgehen, indem er Muskeln, Bänder und angrenzende Strukturen anspannt. Doch irgendwann wird die Last zu groß.

Wenn wir anfangen, mit den Zähnen zu knirschen, weil der neue Chef oder die Chefin Überstunden erwartet, wird es für unseren Mund wie ein Marathonlauf in voller Geschwindigkeit über Monate oder sogar Jahre. Irgendwann kann unser Kausystem nicht mehr, und wir beißen uns buchstäblich die Zähne aus. Menschen, die dauerhaft unter Stress stehen, finden oft unbewusst Bewältigungsstrategien. Ein Beispiel dafür ist das Nägelkauen, ein weiteres das Zähneknirschen. Beides ist immer pathologisch, also nichts Gutes.

Mit Kaukräften von 400 bis 800 Newton durch nächtliches Pressen und Knirschen wird auf der einen Seite das Kiefergelenk »auseinandergezogen« (distrahiert), auf der Gegenseite »gequetscht« (komprimiert), deshalb treten Schmerzen und Beschwerden sehr häufig auf der Gelenk-Gegenseite der Störung auf. Durch die dauerhafte Überbelastung reiben sich unsere Zähne gegenseitig ab, wir verlieren unseren Biss, und die Muskeln und Bänder müssen kompensieren, was das Zeug hält. Der Teufelskreis beginnt, und nicht selten endet er bei den Betroffenen in Depressionen aus Hilflosigkeit. Wie aber kommt man da wieder heraus?

Ich möchte dir erklären, warum ein Knacken im Kiefergelenk eine Gelbe Karte für die Mundgesundheit sein kann und wie dein Mund zeitlebens gesund und leistungsfähig bleibt. Denn es gibt Spezialist:innen, die sich genau damit beschäftigen, und ich hatte das große Glück, von ihnen zu lernen.

Das Fachgebiet der Funktionstherapie ist wenig beliebt unter den Zahnmediziner:innen und weit weniger wirtschaftlich interessant als das Am-Fließband-Dübeln von Implantaten. Trotzdem gibt es eine Handvoll Koryphä:innen in Deutschland, die es sich zur Aufgabe gemacht haben, das Mysterium solcher Störungen zu analysieren und zu behandeln.

CMD: Craniomandibuläre Dysfunktion – hinter diesem etwas sperrigen Begriff verbirgt sich eine Funktionsstörung im Bereich von Kiefer und Gesicht, die leider oft unterschätzt wird. Doch wer schon einmal mit dieser Diagnose konfrontiert wurde, weiß, wie belastend die Beschwerden sein können.

Cranium = Schädel
Mandibula = Unterkiefer
Dysfunktion = Fehlfunktion

Wenn der Mund geschlossen ist, greifen die Zähne von Ober- und Unterkiefer zahnradartig ineinander – die Okklusion, du erinnerst dich? –, sodass jeder Zahn in den Höckern und Fissuren des gegenüberliegenden Zahns ungestörten Kontakt findet. Gleichzeitig sind auch die beiden Kiefergelenke in einer Art »Null-Position«, die Kaumuskulatur ist maximal entspannt, und die Aktivitäten in der Steuerzentrale bewegen sich auf niedrigem Niveau. Das alles funktioniert nur, wenn alles rund läuft.

Bringt irgendetwas die harmonischen Abläufe durcheinander, reagiert unsere Kaumuskulatur komplett über und beginnt, sich zu verspannen. Das macht sie, um sich an die Störung anzupassen oder diese auszugleichen. Eine schlechte Füllung wird zum Beispiel vom Zentralnervensystem als Störkontakt wahrgenommen und mit hyperaktivem Zusammenwirken der einzelnen Muskeln beantwortet. Auch wackelnde Zahnprothesen oder ein falsch gesetztes Zahnimplantat können eine CMD auslösen. Die Folgen dieser Verspannung können im Prinzip vom Kopf bis zum großen Zeh reichen.

Bereits minimale Abweichungen können beispielsweise zu einem Beckenschiefstand führen. Warum ist das so?

Ich habe mehrmals in diesem Buch den Satz gepredigt: »An jedem Zahn hängt ein Mensch« – jetzt kommt die Erklärung. Das Zungenbein ist der einzige Knochen im menschlichen Körper, der durch Muskeln in Verbindung mit dem Unterkiefer, Schultergürtel, Brustbein und der Schädelbasis steht. Er funktioniert wie eine kleine Umlenkrolle bei einem Flaschenzug. Das heißt, dass bereits kleine Veränderungen im Mund über eine Muskelkette den ganzen Körper beeinflussen können. Also quasi von Kopf bis Fuß.

Jeder Zahn erfüllt allein und in einem grandiosen Teamwork mit allen anderen Zähnen gemeinsam besondere Aufgaben. Die unterschiedlichen Formen der Zähne sind genau darauf ausgelegt und dementsprechend ausgebildet. Wird daran etwas verändert, haben wir ein Problem.

Du erinnerst dich sicher: Als Kind hatte ich mich immer über meine spitzen Eckzähne geärgert und sie kurzerhand mit einer Nagelfeile abgefeilt – ein Fehler, der mir noch Jahre später schwer zu schaffen machen sollte. Da war nämlich die Eckzahnführung plötzlich weg ... Ja, auch ich wurde zur CMD-Patientin. Mein Kiefer knackte irgendwann so schlimm, dass ich bei meinen Aufnahmen im Musikstudio von meinem Produzenten darauf angesprochen wurde. Mein Mund ging irgendwann nicht mehr richtig auf, und irgendwie hatte ich dauernd Migräne.

Aber woran erkennt man eine CMD, und wie wird man die drei Buchstaben wieder los? Vorab: Nur wenige Zahnis beherrschen hier ihr Handwerk wirklich. Eine einfache Knirscherschiene vom Hauszahnarzt kann fast nie helfen, und nach diesem Kapitel verstehst du auch warum.

Eine genaue Untersuchung ist die Grundlage, um die Ursache herauszufinden. Manche Menschen haben Läuse, andere Fußpilz, manche beides. So ist es auch bei der CMD. Manche haben zu flache Kronen, schiefe Zähne und knirschen in der Nacht. Dann ist Teamwork angesagt. Nicht selten arbeiten die Profis mit Augenärzt:innen, Hals-Nasen-Ohren-Ärzt:innen, Osteopath:innen und vielen mehr zusammen, um den Patienten optimal zu behandeln.

Diese spezielle Analyse ist eigentlich immer Pflicht vor einer Versorgung mit mehreren Zahnkronen. Vor einer Zahnspange oder bei Kiefergelenksproblemen wird sie im Praxisalltag aber nur selten durchgeführt, weil die Kosten nicht von der gesetzlichen Krankenkasse übernommen werden. Um ihren Geldbeutel zu schonen, entscheiden sich viele Patient:innen bei einem knackenden Kiefergelenk oftmals für eine einfache Schiene für die Nacht vom Hauszahnarzt.

Das Ziel der CMD-Therapie bei einem Spezialisten für Funktionsdiagnostik ist ein langes und gesundes Leben für dein Kauorgan. Dafür misst er zum Beispiel, wie weit dein Mund aufgeht, hört, ob es irgendwo knackt, und notiert sich alles, was von der Norm abweicht. Für manch einen mag die Untersuchung wie eine

Gesichtmassage aussehen, wenn Zahnis die Muskulatur abtasten. Wie Sherlock Holmes macht sich der Zahni auf die Suche nach der Ursache und benutzt dazu manchmal verrückt aussehende Geräte, die die Kieferbewegung messen können. Du erinnerst dich an die Axiografie? Eine kleine Zacke im Diagramm ist nur ein Puzzleteil zur Lösung des Rätsels.

All seine Spuren sammelt er und bespricht sie mit seinem Partner. Der Zahntechniker oder die Zahntechnikerin als Dr. Watson spielt eine riesige Rolle bei der Therapie und muss absoluter Meister seines Fachs sein. Die Steuerzentrale in unserem Gehirn und unsere Muskeln müssen neu programmiert werden. Das klappt in der Regel mit Aufbiss- bzw. Okklusionsschienen – die den perfekten Biss imitieren sollen. Begleitend dazu gilt: Alles kann, nix muss. Massagen, Wärmeanwendungen durch Physiotherapeut:innen oder auch psychotherapeutische Behandlungen gehören genauso zu einem erfolgreichen Therapiekonzept wie die Detektivarbeit der Zahnärztin.

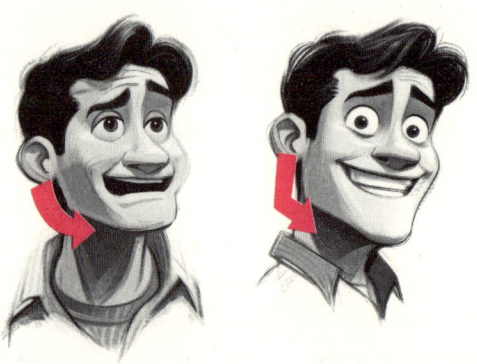

Sind die Vorbehandlungen mit Okklusionsschienen und Begleitmaßnahmen erfolgreich, kann man einen Schritt weiter gehen in der Behandlung. Dazu gehören beispielsweise die Beseitigung von

Störkontakten, die Rekonstruktion geschädigter Zähne, der Austausch von schlecht passenden Füllungen oder Kronen, die Versorgung von Zahnlücken mit einem Implantat oder die Einleitung einer kieferorthopädischen Behandlung, wie es bei mir mit Mitte 20 der Fall war. Alles mit dem Ziel, wieder einen gesunden Biss herzustellen.

Für mich war der Wiener Spezialist auf diesem Gebiet, Prof. Dr. Rudolf Slavicek, das absolute Vorbild in Sachen ganzheitlicher Zahnmedizin, und wenn es in Zahni-Fachzeitschriften Poster von Superstars gäbe, würde sein Gesicht sicherlich an meiner Wand hängen.

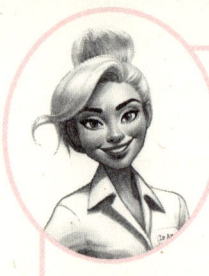

30 bis 60 Jahre

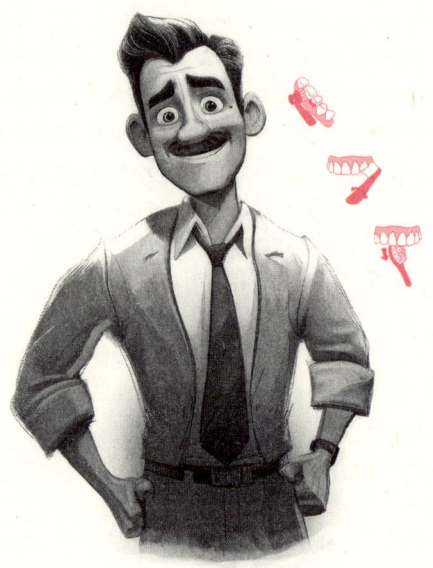

Zweimal täglich:

- Ölziehen
- Zungenreinigung
- Zähne putzen mit Schallzahnbürste mit/ohne Fluorid mit Rot-Weiß-Technik: im 45-Grad-Winkel vom Zahnfleisch zu den Zähnen kreisend bürsten
- Zahnseide
- Schutzschiene in der Nacht tragen

Wer will denn da gleich ausfallend werden? – Zähne ab 60

Am Anfang meiner zahnärztlichen Karriere – als kleines Zahni-Küken – erlebte ich einen besonders treuen Patienten. Schon als Student hatte mein damaliger Chef dessen Zähne gebohrt, gefüllt und poliert, und auch nach 30 Jahren besuchte der Mann seine Praxis noch regelmäßig. Beide verband mittlerweile eine Freundschaft, die sie durch alle möglichen Phasen des Lebens begleitet hatte. Ob es nun das erste Kind war, die erste Scheidung oder die erste Midlife-Crisis mit dem peinlichen neuen Haarschnitt und der Anschaffung des viel zu teuren Motorrads – nach fast jeder Behandlung gönnten sie sich eine Tasse Kaffee und lachten herzlich darüber, »wie verrückt das Leben so spielt«.

Als ich einmal für den Chef einspringen musste und Herr Mötsch bei mir auf dem Zahnarztstuhl saß, öffnete er nur kurz den Mund, um mir Folgendes zu sagen: »Ich verliere meine Häuser und Frauen, aber nicht meine Zähne, junges Fräulein. Nehmen Sie es mir nicht übel, aber seit 30 Jahren lasse ich nur Ihren Chef an meinen Mund.«

Ich nahm es ihm übel, aber ließ mir nichts anmerken.

Für die meisten gilt es noch heute als Naturgesetz, dass man im Alter seine Zähne verliert. Dabei hat nur jeder achte Mensch zwischen 65 und 74 Jahren keine eigenen Zähne mehr im Mund.

Für meinen Opa ist es ein genetisches Qualitätsmerkmal unserer Familie, nicht unter Zahnlosigkeit zu leiden. Mit 83 Jahren ist er immer noch im Besitz aller eigenen Zähne, und das trotz panischer Angst vor dem Zahnarzt – und entsprechend seltenen Besuchen in Zahnarztpraxen. Mindestens genauso stolz wie auf meinen Doktortitel ist er auf sein vollständiges, strahlend weißes Gebiss.

Meine Oma hingegen trägt bereits die Dritten und darf sich deshalb immer mal wieder kleine Spitzen vom Göttergatten anhören.

Parodontitis – keine Zähne keine Probleme?

Ein strahlendes Lächeln ist nicht nur optisch ein Hingucker, sondern, wie wir schon gesehen haben, auch ein wichtiger Indikator für die Gesundheit des gesamten Körpers. Eine Erkrankung, die jedoch oft unbemerkt bleibt und dennoch schwerwiegende Folgen haben kann, ist Parodontitis.

Die Entzündung des Zahnfleischs ist eine der häufigsten chronischen Erkrankungen weltweit. Allein in Deutschland schätzt man, dass circa zehn Millionen Menschen Leidensgenoss:innen sind. Vor allem ältere Menschen oberhalb der 60 haben ein erhöhtes Risiko. Das liegt zum einen daran, dass sich unser Zahnfleisch über die Jahre verändert und anfälliger für Infektionen wird, aber auch ein verminderter Speichelfluss durch Medikamenteneinnahme spielt uns nicht gerade in die Karten. Selbst Jugendliche und sogar Kinder können davon betroffen sein. Die Wahrscheinlichkeit ist nur einfach deutlich geringer.

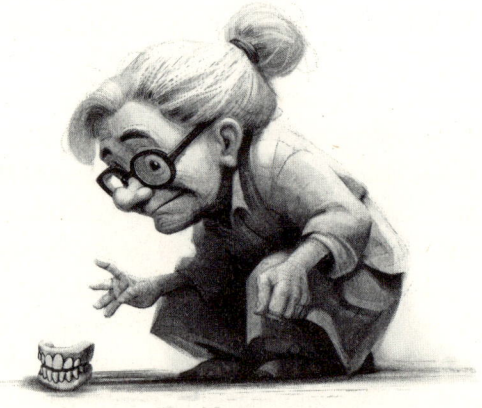

Um die Bedeutung von Parodontitis besser zu verstehen, ist es wichtig, den anatomischen Aufbau des Zahnhalteapparats zu kennen. Du erinnerst dich? Die Mundschleimhaut bildet die Schutzschicht für die empfindlichen Zahnwurzeln und den Kieferknochen. Der Kieferknochen wiederum bildet das Fundament für die Zähne und sorgt für ihre Stabilität.

Aber warum verlieren Zähne ihren Halt?

Es ist schon erstaunlich, dass sich über 700 verschiedene Arten von Bakterien in unserer Mundhöhle herumtummeln. Wie du bereits weißt, herrscht hier meistens Peace, Love & Harmony. Aber immer dann, wenn wir es mit unserer Mundhygiene nicht so genau nehmen, können diese kleinen Racker sich vermehren und die empfindliche Balance unserer oralen Mikroflora aus dem Gleichgewicht bringen. Das klingt ein bisschen nach einer beginnenden Massenschlägerei.

Das Resultat dieser vermehrten und veränderten Bakterienpräsenz ist eine Entzündungsreaktion unseres Körpers. Anfangs betrifft diese Entzündung nur unser Zahnfleisch, die Gingiva. Du wirst bemerken, dass dein Zahnfleisch anschwillt, vielleicht rötlich wird und sogar beim Essen oder Zähneputzen blutet. Das ist der Moment, in dem du merkst, dass hier etwas nicht ganz in Ordnung ist. Die sogenannte Gingivitis hatte wahrscheinlich jede und jeder von uns schon mal und ist bei Top-Mundhygiene nach einer Woche wieder verschwunden.

Doch ganz so harmlos, wie das jetzt vielleicht klingt, ist die Zahnfleischentzündung nicht. Gingivitis kann der Anfang von etwas viel Unangenehmerem sein – Parodontitis. Hier greift die Entzündung nicht nur das Zahnfleisch an, sondern auch den gesamten Zahnhalteapparat. Das bedeutet, dass der Kieferknochen und die Haltefasern leiden und deine Zähne anfangen könnten, ein bisschen wackelig zu werden. Und das wollen wir natürlich nicht. Wenn die Parodontitis fortschreitet, kann es sogar zum Verlust von Zähnen führen, bis nur noch der letzte Mohikaner steht.

Was demoliert unser Zahnfleisch neben einer schlechten Mundhygiene?

Falsche Putztechniken: Wenn man zu hart putzt oder eine falsche Putztechnik verwendet, kann das Zahnfleisch den Rückzug einläuten.

Hormonelle Veränderungen: Die Schwangerschaft oder Wechseljahre können zu Veränderungen im Hormonspiegel führen, die das Zahnfleisch beeinflussen. Wenn das Bindegewebe lockerer wird, können Bakterien schneller ihr Unwesen treiben.

Rauchen: Rauchen ist bekanntermaßen schlecht für die Gesundheit. Vor allem der Zahnhalteapparat nimmt einem das Quarzen aber so richtig übel. Es kommt zu einer Verengung der Gefäße, was die Blutzufuhr zum Zahnfleisch verringert. Schlechter durchblutet heißt schlechter versorgt – dieselben Prozesse, die zum bekannten Raucherbein führen, läuten auch beim Zahnfleisch den Rückzug ein. Wer raucht, muss mit einem deutlich höheren Risiko leben, seine Zähne bereits in jungen Jahren zu verlieren, als Nichtraucher:innen. Da es zusätzlich die Abwehrkräfte schwächt, kann eine Zahnfleischentzündung deutlich schneller entstehen. Das kleinere Übel sind Mundgeruch und die Braunfärbung der Zähne. Ganz nach dem Motto: »Die beste Beziehung ist die zwischen Raucher und Zigarette. Sie brennt für ihn, und er stirbt für sie.«

Stress: Auch chronischer Stress kann das Immunsystem beeinträchtigen und Entzündungen im Körper verursachen, die das Zahnfleisch schädigen.

Zahnspangen: Wenn Zahnspangen nicht richtig sitzen oder die erforderliche Putztechnik nicht korrekt durchgeführt wird und Bakterien darauf hängen bleiben, können sie zu Reizungen und Schäden am Zahnfleisch führen.

Medikamente: Einige Medikamente, insbesondere solche, die den Speichelfluss verringern oder das Immunsystem angreifen, können das Risiko für Zahnfleischrückgang erhöhen.

Erkrankungen: Patient:innen mit Diabetes mellitus oder rheumatoider Arthritis kämpfen deutlich häufiger mit Parodontitis.

Schlechte News für das Hollywoodlächeln und noch mehr … Denn abgesehen von den offensichtlichen Schäden an deinen Zähnen kann Parodontitis auch Einfluss auf deinen gesamten Körper haben. Es gibt Hinweise darauf, dass sie mit verschiedenen systemischen Erkrankungen wie Diabetes, Herz-Kreislauf-Erkrankungen, Schwangerschaftskomplikationen und sogar Demenz in Verbindung stehen kann.

Fazit: Wenn man den Blutzucker nicht in den Griff bekommt, sollte man auch mal das Zahnfleisch checken lassen.

Alzheimer und bestimmte andere Demenzerkrankungen gehören laut Weltgesundheitsorganisation (WHO) zu den zehn häufigsten Todesursachen weltweit und sind auf dem Weg, zur Volkskrankheit Nummer eins zu werden. Allein in Deutschland haben circa 1,7 Millionen Menschen Demenz, zwei davon sind meine Großeltern. Die Erkrankten leiden an fortschreitendem Gedächtnisverlust, gestörtem Orientierungssinn, ihr Sprachvermögen ist beeinträchtigt, und nach und nach verändert sich sogar ihre Persönlichkeit. Letztendlich führt eine Demenzerkrankung zum Tod.

Könnte man all diese Menschen nun durch die Behandlung mit einer Zahnreinigung heilen? Ich wünschte, es wäre so einfach … Doch Probleme mit dem Zahnfleisch sind wohl kaum allein ursächlich für die Erkrankung des Gehirns. Zahlreiche Faktoren werden derzeit diskutiert: Diabetes mellitus, Bluthochdruck, ungesunde Lebens- und Ernährungsweise oder eine Infektion mit Herpes-simplex-Viren könnten ebenso eine Rolle spielen.

Allerdings gelang es 2019, einen Faktor mit einer aufsehenerregenden US-Studie sicher zu bestätigen: Der zentrale Erreger von Parodontitis – beziehungsweise dessen Gifte, die Gingipaine – konnte im Gehirn von Alzheimer-Patient:innen identifiziert werden. Gingipaine schädigen unser Nervensystem. Je höher das Level an

Gingipainen war, desto mehr Gehirnneuronen wurden abgebaut. Man kann also festhalten, dass eine Zahnfleischentzündung wahrscheinlich das Risiko erhöht, an Alzheimer zu erkranken.

Ganz schön heftig, oder? Bei Parodontitis-Patient:innen gelangen die Bakterien aus den entzündeten Zahnfleischtaschen in den Blutkreislauf und heften sich an die roten Blutkörperchen. So können sie in den gesamten Körper verstreut werden und einigen Schaden anrichten. Bei Patient:innen mit künstlichen Herzklappen ist eine gute Mundhygiene sogar überlebenswichtig. Ein Patient oder eine Patientin mit Herzklappenprothese muss zwei Stunden vor der Zahnreinigung ein Antibiotikum zu sich nehmen, um sich vor dem Ausbreiten der Zahnfleischbakterien im Körper zu schützen.

Aber jetzt kommt noch ein interessanter Fakt: Eine aktuelle Studie hat gezeigt, dass Menschen mit Parodontitis, die sich mit Covid-19 infizieren, ein erhöhtes Risiko für schwerwiegende Komplikationen haben. Das heißt, es lohnt sich wirklich, auf seine Mundgesundheit zu achten.

Hier ist der gute Teil: Du kannst etwas dagegen tun. Die Ursache für Parodontitis liegt immer in der Ansammlung von Bakterien in Form von Zahnbelägen. Also, regelmäßig die Mundwaschmaschine anschmeißen und ab zum Zahni deines Vertrauens, der dann wiederum alles wieder tippitoppi sauber macht. Dazu benutzt er meistens eine besonders sanfte Wasserpistole (Airflow) und Handinstrumente, die ein bisschen wie kleine Haken aussehen.

Zahnlosigkeit sieht nicht nur unschön aus, sie ist auch nachweislich ungesund. Forscher:innen der Boston und der Columbia University stellten fest, dass Menschen im Alter von 74 Jahren deutlich größere Chancen haben, richtig alt zu werden, wenn sie noch alle Zähne haben. Teilnehmer:innen, die mit 65 Jahren bereits fünf oder mehr Zähne verloren hatten, erkrankten häufiger am Herzen oder an Diabetes. Unsere Mundgesundheit ist ein ziemlich verlässlicher Spiegel für die Gesundheit unseres gesamten Körpers, weshalb wir besser zweimal überlegen sollten, was mit uns nicht stimmt, wenn wir Zähne verlieren. Nicht selten kann das ein Hinweis auf weitere Krankheiten sein, die unsere Lebenserwartung verringern.

Freundschaft mit deiner Zahnärztin oder dem Zahnarzt aufzubauen, lohnt sich also bis ins hohe Alter. Nicht nur die Spuckeproduktion, auch die motorische Geschicklichkeit, um die Zähne, Kronen, Implantate, Prothesen oder was der Zahnarzt sonst noch Schönes reingeschraubt hat, sauber zu halten, lässt nach. Das Rendezvous mit dem Zahnarzt oder der Zahnärztin sollte deshalb ab einem bestimmten Alter (circa 60) häufiger als zweimal im Jahr stattfinden.

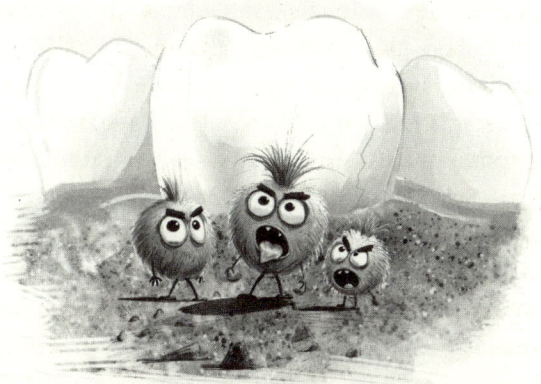

Implantate – bohr to be wild

»Festsitzender Zahnersatz und ein lockeres Mundwerk schließen sich nicht aus«, sagte einst der Journalist Andreas Dunker. Doch nur wer sicher sein kann, dass die künstlichen Zähne fest verankert sind, kann eine große Klappe riskieren und damit große Reden schwingen. Zahnersatz muss also nicht nur bombenfest sitzen und möglichst natürlich aussehen. Keine Angst zu haben, dass einem die Fake-Beißerchen beim Sprechen aus dem Mund herauspurzeln könnten, ist wohl ein Grund für den zunehmenden Wunsch nach Zahnimplantaten.

Indem Zahnärzt:innen künstliche Zahnwurzeln, die wie kleine Schrauben aussehen, in den zahnlosen Kiefer dübeln, können sie den Wunsch zahlreicher Patient:innen erfüllen, einzelne Zähne oder sogar ein ganzes Gebiss zu ersetzen. Raucher:innen fallen oft als Patient:innen raus, weil die Erfolgschancen denkbar schlecht stehen. Parodontitis ist ein weiterer Risikofaktor und wird von vielen Kolleg:innen als Ausschlusskriterium angesehen. Der folgende Absatz ist nichts für schwache Nerven:

Ist nicht mehr genug Kieferknochen vorhanden, kann der Profi künstliches Knochenersatzmaterial benutzen oder sogar eigene Knochen verpflanzen. Der sogenannte Knochenaufbau inklusive Zahnfleischmanagement gehört zur Königsdisziplin der Zahnmedizin. Zwei herausragende Münchener Kollegen (Hürzeler & Zuhr) konnten sich mit einer Art Zahni-Bibel mit diversen Implantat- und Zahnfleisch-OP-Techniken weltweit einen Namen machen und damit zahlreichen Patient:innen helfen.

Schrauben irgendwo reinzudübeln klingt nicht hoch anspruchsvoll, aber wenn man bedenkt, was alles schiefgehen kann, ist es verständlich, dass sich ein ganzer Masterstudiengang nur mit diesem Thema beschäftigt. Eine der größten Gefahren besteht in einer Infektion während oder nach der Implantation. Heilt das Implantat nicht gut ein, kann es locker werden und sogar rausfallen. Ziemlich teure Suppenbeilage, wenn du mich fragst. Mit Preisen zwischen 1000 und 2500 Euro pro künstlichem Zahn sind Implantate eine Behandlungsmethode, die man sich erst mal leisten können muss.

Zunächst muss haargenau mittels 3-D-Technologie überprüft werden, ob genügend Knochen vorhanden ist, um die Schraube zu verankern. Die Diagnostik ist auch hier das A und O. Lassen der Geldbeutel, Kieferknochen und die Anamnese die Behandlung zu, wird wie bei (fast) jeder Behandlung betäubt. Binnen weniger Minuten wird dann mit verschiedenen Bohrern das Implantatbett geschaffen. Um nicht abzurutschen oder aus Versehen ein falsches Loch zu bohren, gibt es sogenannte Bohrschablonen. Schlussendlich kommt die finale Schraube und wird entweder zum Einheilen für drei bis sechs Monate unter dem Zahnfleisch versteckt oder bekommt direkt die Zahnkrone.

Das künstliche Hütchen wird entweder geklebt oder geschraubt, und voilà: Ob Äpfel, Nüsse oder Karotten snacken – alles geht, nix muss. Die Zahnkrone unterscheidet sich übrigens nicht von einer normalen Krone und ist eigentlich immer aus Keramik. Bei kompletten Gebissrekonstruktionen (all on 4, all on 6) kommt manchmal unter die Keramikkronen noch ein Gerüst.

Die Idee, fehlende Zähne im Kiefer zu ersetzen, ist uralt, doch erst in den 1960er-Jahren machte der schwedische Biotechnologe

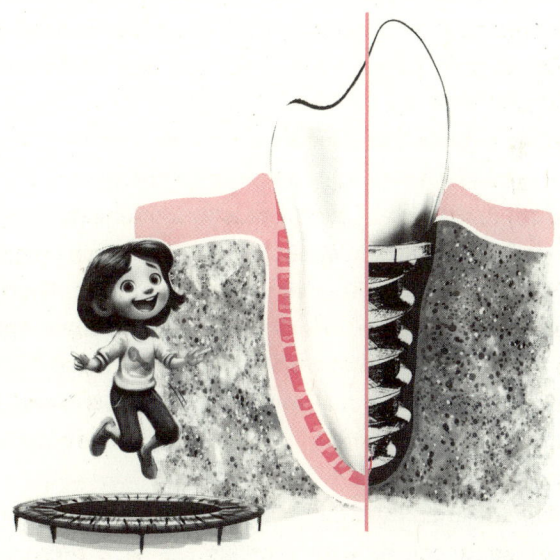

Per-Ingvar Branemark die bahnbrechende Entdeckung – und damit wahrscheinlich ein Milliardenvermögen –, dass sich die Oberfläche von Titan mit Knochenzellen verbinden lässt. Im Gegensatz dazu ist der natürliche Zahn wie ein Trampolin über Bänder (Sharpey-Fasern) elastisch im Knochenfach aufgehängt. Nicht nur im Mund findet Titan deshalb Verwendung, sondern auch zum Beispiel in Form einer Legierung als künstliches Hüftgelenk bei Tante Erna. Branemark konnte so Millionen von Menschen helfen und löst bei Zahnis eine ähnliche Begeisterung aus wie Adele bei Musikern.

Da Titandioxid aber mittlerweile als Farbstoff (E 171) Bestandteil von vielen Dingen des Alltags ist wie Zahnpasta oder Sonnencreme, kann es passieren, dass ein Titanimplantat unser Immunsystem so sehr ärgert, dass Patient:innen Symptome einer Allergie bis hin zu einer Autoimmunerkrankung nach dem Zahnarztbesuch entwickeln. Das passiert zwar nur äußerst selten, ist aber die Begründung mancher Zahnis dafür, auf Keramikimplantate umzusteigen. Generell gilt, bitte auch hier immer Profis aufsuchen.

Prothesen – Mut zur Lücke

Während meiner Zeit als Assistenzärztin war mein Chef so lieb und überließ mir vor allem die Behandlung von Kindern und älteren Menschen, die beide eins gemeinsam hatten: Schwierigkeiten, ihre Blase zu kontrollieren. Auch das Zähneputzen klappte nicht so recht. Ich erinnere mich an den Besuch eines rüstigen, gut gelaunten Patienten an einem Montagmorgen in der Praxis. Freundlich knallte er uns seine getragene Prothese auf die Rezeption und erklärte, sie wolle nicht mehr richtig halten. Außerdem hatte sein Mund in den letzten Tagen auch angefangen, etwas nach faulen Eiern zu riechen. Herrn Filip wäre das selbst nicht aufgefallen, aber beim Austausch eines liebevollen Kusses mit seiner Ehegattin hatte sich ebendiese beschwert.

Nicht selten kommt es unter Prothesen bei nicht optimaler Reinigung zur Ansammlung von Pilzen und Bakterien, die wiederum eine sogenannte Prothesenstomatitis (Entzündung der Mundschleimhaut) auslösen können.

Herr Filip nahm kurze Zeit später auf unserem Behandlungsstuhl Platz, und tatsächlich konnten wir anhand der Essensreste an Prothese und Restbezahnung den Speiseplan der letzten Tage fast genau rekonstruieren. Nach ausführlicher Reinigung, Instruktion zur häuslichen Mundhygiene und einer Salbe, die für eine Woche auf den Gaumen aufgetragen werden sollte, ging es ihm wieder so gut, dass wir zehn Tage später einen Blumenstrauß der Ehegattin erhielten, die sich herzlich für die schnelle Hilfe bedankte.

Um fehlende Zähne zu ersetzen, sind die »Dritten« in Form einer herausnehmbaren Prothese eine Lösung. In meiner Laufbahn habe ich jedoch noch keinen Patienten kennengelernt, der damit wirklich zufrieden war.

Es gibt zwei Hauptarten von Zahnprothesen: Vollprothesen und Teilprothesen.

Vollprothesen – auch bekannt als Totalprothesen – werden verwendet, wenn nicht einmal der letzte Mohikaner mehr steht und alle Zähne sich verabschiedet haben. Sie bestehen aus einer Kunststoffbasis, die an das Zahnfleisch angepasst wird, und künstlichen Zähnen, die in die Basis eingearbeitet sind. Vollprothesen werden durch Saugkraft und die Spucke des Patienten an Ort und Stelle gehalten. Sie sind herausnehmbar und können zum Reinigen und während des Schlafs entfernt werden.

Hat man noch nicht alle Zähne verloren, ist eine recht sichere Methode für zeitnahe absolute Zahnlosigkeit die Teilprothese. Sie besteht aus einer Kunststoffbasis, künstlichen Zähnen und Metallklammern, die um die vorhandenen Zähne herum angebracht werden. Teilprothesen bieten eine Basis-Stabilität und -Funktion, indem sie sich an den verbleibenden Zähnen abstützen. Dadurch werden diese jedoch oft überbelastet und halten meist nicht lange durch. Teilprothesen sind ebenfalls herausnehmbar und erfordern eine regelmäßige Reinigung.

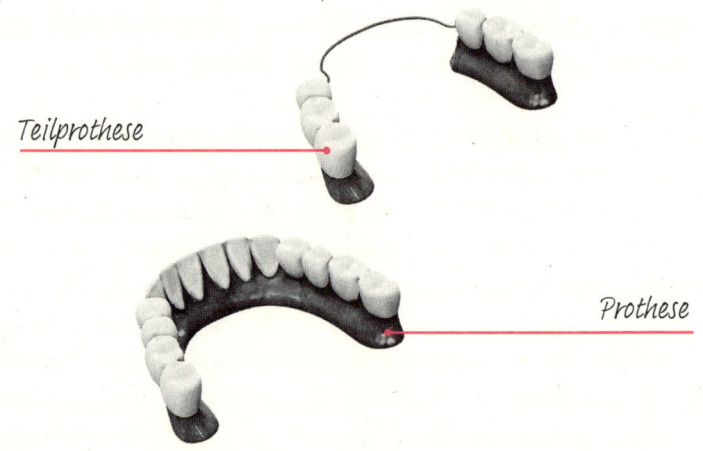

Teilprothese

Prothese

Voll- und Teilprothesen sind schon lange nicht mehr State of the Art. Da drückt es hier, das Sprechen hört sich plötzlich komisch an, und ein meckerndes Zahnfleisch ist keine Seltenheit. Wie an einen neuen Lebenspartner oder eine neue Partnerin muss man sich auch erst mal an die neuen Beißer eine Zeit lang gewöhnen. Und wie bei manchen Bekanntschaften verabschiedet man sich irgendwann besser, wenn es nicht nur sprichwörtlich knirscht.

Es gibt verschiedene Ansätze, die Beziehung zwischen Prothese und Träger:in zu verbessern – eine Art Paartherapie. Eine gute Anpassung der Prothesen durch qualifizierte Zahnärzt:innen (Prothetiker:innen) zum Beispiel. Zusätzlich können Haftcremes oder Haftpuder verwendet werden, sodass die Prothese mehr Halt hat.

Leider werden die Kosten für festsitzende Lösungen (Implantate), die nicht nur besser funktionieren, sondern auch besser aussehen, nicht von den gesetzlichen Krankenkassen übernommen. Trotzdem ist ein Trend erkennbar, dass insgesamt weniger Totalprothesen verordnet werden. Gott sei Dank, denn durch die komplette Bedeckung des Gaumens sind der Geschmack und das Kauen tatsächlich deutlich eingeschränkt. Nicht selten treten zudem Kunststoffallergien bei den Träger:innen auf. Ein Grund, warum ich glaube, dass man Prothesen in der Zukunft nicht mehr in Mündern, sondern nur noch Museen finden wird.

Die deutsche Schauspielerin Trude Hesterberg prägte einmal den weisen Satz »Je weniger Zähne ein Mann hat, desto leichter beißt er an.« Wahrscheinlich wusste sie, dass die Partner:innensuche für Zahnlose oft einen Drahtseilakt bedeutet. So hart das auch klingen mag, wissenschaftlich gesehen hat sie damit recht. Nicht nur die Partner:innensuche wird bei Zahnlosigkeit erschwert. Gerade Arbeitgeber:innen, die Servicepersonal beschäftigen, zum Beispiel am Empfang eines Hotels, achten auf ein gepflegtes äußeres Erscheinungsbild ihrer Mitarbeiter:innen, und der Mund spielt dabei nun mal eine zentrale Rolle.

Strahlend weiß kommt dabei stets besser an als ein wackliges Esszimmer in Mahagonibraun. Zahlreiche Kolleg:innen konnten belegen, dass Zähne als Statussymbol gelten und nicht nur beim Reallife-Tindern eine entscheidende Rolle spielen. Nur 13 Prozent der Deutschen ist es schnuppe, wie ihre Zähne aussehen. Die Mehrheit der Befragten wäre für den Traum vom Zahnpastalächeln sogar bereit, auf den nächsten Jahresurlaub oder das neue Auto zu verzichten.

Warum ist das aber so?

Anatomisch gesehen unterscheidet sich unser heutiges Gebiss von dem unserer Vorfahr:innen aus der Steinzeit kaum. Die Anforderungen an unsere Zähne sind jedoch heutzutage eine ganz andere Hausnummer. Musste unser Gebiss bei unseren haarigen Vorfahren oft nur 20 Jahre halten, werden wir in den meisten Fällen deutlich älter. Mit den über die Jahrhunderte gestiegenen Anforderungen an unser Gebiss entwickelten sich schon früh Zahnbehandlungen, Reparaturen und Zahnersatz. Einige der ältesten bekannten Behandlungen wurden im alten Ägypten praktiziert, vor mehr als 5000 Jahren. Hier wurden Zahnlücken mit Gold gefüllt oder mit Drähten fixiert. Es gibt auch Hinweise darauf, dass bereits zu dieser Zeit kaputte Zähne gezogen wurden.

Im antiken Rom gab es ebenfalls spezialisierte Zahnärzte, die vor allem für reiche Bürger:innen tätig wurden. Sie führten Behandlungen wie Extraktionen durch und verwendeten verschiedene Materialien wie Gold oder Silber, um Zähne zu reparieren. Im Laufe der Jahrhunderte entwickelten sich die Zahnis weiter, und im 18. und 19. Jahrhundert wurden fortschrittlichere Techniken und Instrumente eingeführt. In dieser Zeit konnten Privilegierte und Reiche oft auf erfahrene und gut ausgestattete Zahnärzte zurückgreifen, während breitere Bevölkerungsschichten keinen Zahni näher kennenlernten.

Damit galten wertvolle künstliche Zähne schon frühzeitig als Erkennungszeichen der höheren sozialen Schichten. Auch heute noch steht ein strahlendes Zahnpastalächeln oft als Symbol für den Erfolg seines oder seiner Besitzenden. Doch es geht dabei um so viel mehr als nur um Äußerlichkeiten. Das regelmäßige Lachen und ein gesunder Mund tragen nicht nur zu einem längeren Leben bei, sondern auch zu einem glücklicheren.

Ich bin fest davon überzeugt, dass eine gute Mundgesundheit essenziell für das allgemeine Wohlbefinden und die Lebensqualität ist. Ein gesunder Mund sollte deshalb kein Luxus sein, der nur einer bestimmten Personengruppe vorbehalten ist. Ein strahlendes Lächeln von innen heraus ist ein grundlegendes Bedürfnis von uns allen. Als Zahnärztin fühle ich mich unglaublich geehrt, dass ich mit meiner Arbeit einen kleinen Teil dazu beitragen kann, möglichst vielen dieses Lächeln zu ermöglichen.

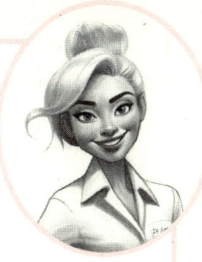

Ab 60 Jahre

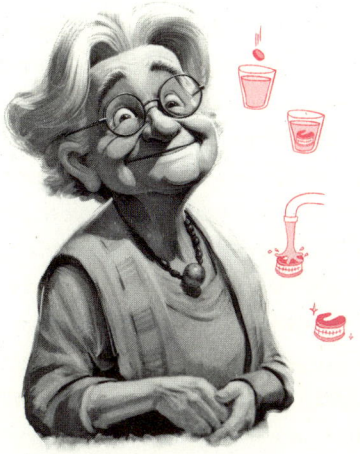

Pflege für die Zweiten und Dritten:

- Ölziehen
- Zungenreinigung
- elektrische Zahnbürste
- Zahnseide oder Interdentalbürstchen (für Implantate)
- viermal im Jahr professionelle Zahnreinigung
- falls Prothese vorhanden: unter fließendem Wasser mit Prothesenbürste ohne Zahnpasta putzen, dafür lieber Seife benutzen
- einmal wöchentlich Prothese einer Intensivreinigung unterziehen

Q & A – Fragen aus der Community

Ich habe mir auf die *Backe gebissen*, die Schwellung führt dazu, dass ich noch häufiger draufbeiße. Wie kann ich die Schwellung reduzieren und die Heilung beschleunigen?
Hier sind ein paar Tipps:

1. *Stay cool:* Ein Eiswürfel kann schmerzlindernd und abschwellend wirken.
2. *Relax:* Versuche, die Stelle zu schonen, und gib deinem Mund ein bisschen Zeit zu heilen.
3. *A little help from a friend:* Schmerzmittel wie Ibuprofen wirken nicht nur schmerzlindernd, sondern auch entzündungshemmend, bestimmte Salben wie Kamistad können zusätzlich helfen, für die Ökotanten unter uns ist Propolis und Ölziehen eine tolle Möglichkeit, den Heilungsprozess zu beschleunigen.

Ist eine *Bambuszahnbürste* eine umweltfreundliche Alternative?
Jein. Eine britische Studie aus dem Jahr 2020 fand heraus, dass die Ökobilanz von Bambuszahnbürsten schlechter ist als jene von Zahnbürsten mit austauschbarem Kopf. Das Klimaschutzpotenzial der elektrischen Zahnbürste war elfmal größer als das der Bambuszahnbürste. Trotzdem ist Bambus eine schnell nachwachsende Ressource und benötigt keine Pestizide – damit ist er laut Definition nachhaltig.

Schadet *Bleaching* den Zähnen?
Als ich noch ein junges, naives 14-jähriges Mädchen war, kam mir die geniale Idee, meine Haare selbst zu blondieren. Mit einer Haarfarbe für fünf Euro aus dem Drogeriemarkt verwandelte ich meine kastanienbraune Mähne in ein Pumuckl-Orange mit abgebrochenen Spitzen – das Ganze innerhalb von nur einer Stunde.

Hätte ich damals gewusst, wie sehr ich meinen Haaren damit geschadet habe, hätte ich wohl besser die Finger davon gelassen. Wer konnte denn ahnen, dass meine Haare mir mein Aufpimpvorhaben so übel nehmen würden?

Ähnliche Erfahrungen machen auch viele Menschen mit Bleachingprodukten aus dem Supermarkt. Von Klebestreifen auf den Zähnen bis hin zu Bleachingzahnpasten gibt es mittlerweile alles, was das Zahnärzt:innenherz bluten lässt. Vor allem Zahnpasten, die einem strahlend weiße Zähne versprechen, bringen mich so richtig auf die Palme. Die Schleifkörper in der Paste rauen den Zahnschmelz auf, und auch wenn man nach den ersten paar Malen denkt, dass die Zähne tatsächlich weißer geworden sind, beginnt hier der Teufelskreis. Rauere Zähne werden schneller dreckig und verfärben sich schneller. Also bitte, Finger weg davon!

Erinnerst du dich an das Ölziehen aus den vorherigen Kapiteln? Nein, das ist immer noch keine neue trendige Diät aus Amerika, sondern eine natürliche Variante des Bleachings. Und das Beste daran? Kein Kachel-Weiß, sondern supergesunde Zähne mit einem gegenteiligen Effekt zur Bleachingzahncreme. Deine Zähne werden glatter, und Farbpartikel haben keine Chance, sich daran festzukleben.

Hast du, wie viele andere meiner Patient:innen, Angst, dass beim Bleaching die Zähne abgeschliffen werden? Ich kann dich beruhigen, das passiert nicht. Es gibt zwei Arten von Zahnbleaching: In-Office-Bleaching und Home-Bleaching. Beim In-Office-Bleaching legst du dich einfach auf den Zahnarztstuhl und lässt dir eine hohe Konzentration von Bleichmitteln direkt auf die Zähne klatschen. Dann wird das Ganze mit UV-Licht oder Laserstrahlen aktiviert. Klingt wie eine Szene aus einem *Star Wars*-Film.

Wenn du dich für das Home-Bleaching entscheidest, bekommst du eine Schiene, auf die du selbst eine geringere Konzentration von Bleichmitteln aufträgst. Das ist wie ein DIY-Projekt für die Zähne. Aber Achtung! Jede Bleachingmethode funktioniert nur bei gesunden Zähnen. Wenn deine Zähne bereits Füllungen oder unbehandelte Löcher haben, wird das Ergebnis nicht nur unschön, sondern im schlimmsten Fall sehr schmerzhaft. Also, bevor du dein neues Projekt startest, buche lieber ein Date mit deinem Zahnarzt. Er wird dir grünes Licht für dein Bleachingvorhaben geben, die Zähne einmal blitzeblank putzen und dich über die für dich am besten geeignete Variante beraten. Ob Backpulver, Bauzement oder andere wahnwitzige Substanzen, die man im Internet als Hausmittel für ein weißeres Gebiss vorgeschlagen bekommt – bitte keine Experimente bei den Zähnen! Zahnschmelz wächst nicht nach und ist trotz harter Schale ein ziemliches Sensibelchen.

Kann ich meine Zähne zu viel *bürsten*?

Nicht zu viel, aber falsch und das kann zu Zahnfleischrückgang führen. Mit einer Schallzahnbürste und der richtigen Technik (vom Zahnfleisch zum Zahn = von Rot nach Weiß im 45-Grad-Winkel) brauchst du aber keine Angst haben.

Wie beeinflussen *E-Zigaretten* Mund und Zähne?

Nicht nur für unseren Mund und die Zähne, sondern für den gesamten Körper gilt: Finger weg von elektrischen Zigaretten. Ob die Elektro-Glimmstängel schädlicher als normale Zigaretten sind, weiß man noch nicht, da Langzeitstudien fehlen. Sicher ist jedoch Folgendes: Der Konsum elektrischer Zigaretten beeinflusst die antioxidative Kapazität des Speichels im gleichen Maße wie herkömmliche Zigaretten, wenn man Raucher:innen mit Nichtraucher:innen vergleicht. Freie Radikale können also unbeirrt ihr Unwesen treiben, weil unsere Spucke schlappmacht.

Nikotin beeinflusst die Durchblutung im Mundraum und kann zu Zahnfleischrückgang führen. Die in den Flüssigkeiten von E-Zigaretten enthaltenen Säuren zeigen in einigen Studien schädigende Auswirkungen auf unseren Zahnschmelz. Mundgeruch und Verfärbungen sind bei all den Risiken das kleinste Übel.

Welche verschiedenen *Fachgebiete der Zahnmedizin* gibt es?
Im Verlauf dieses Buches habe ich dir bereits mehrfach empfohlen, bei bestimmten Zahnproblemen einen Spezialisten oder eine Spezialistin aufzusuchen. Schließlich gehen wir bei Herzproblemen zum Kardiologen und nicht zum Hausarzt. Damit du jedoch die richtige Wahl treffen kannst, habe ich im Folgenden eine Auflistung der verschiedenen zahnmedizinischen Spezialisierungen für dich zusammengestellt:

1. *Kieferorthopädie:* Fachdisziplin für Zahnspangen
2. *Endodontie:* Wurzelbehandlungen
3. *Implantologie:* Schrauben in Kiefer dübeln
4. *Parodontologie:* Behandlung von Zahnfleischerkrankungen
5. *Prothetik:* Kronen, Brücken, Prothesen etc.
6. *Kinderzahnheilkunde:* Behandlung von Kids
7. *Oralchirurgie:* Chirurgische Eingriffe
8. *Ästhetische Zahnmedizin:* Hollywoodsmile (zum Beispiel Veneers)
9. *Gerostomatologie:* Zahnmedizin für ältere Menschen
10. *Forensische Zahnmedizin:* Identifizierung von Personen anhand von Zahnmerkmalen
11. *Funktionsdiagnostik & -therapie (CMD):* Die Abläufe im Kauapparat

Vor oder nach dem *Frühstück* Zähne putzen?
Kommt drauf an, was auf dem Speiseplan steht.
Nach dem Frühstück:
Ist zwar generell eine gute Idee, aber da gibt es einen kleinen Haken. Du musst ungefähr 30 Minuten warten, bevor du zur Zahnbürste greifst. Warum? Weil unser geliebter Speichel etwas Zeit braucht, um die Säure abzubauen, die durch all die sauren und zuckerhaltigen Sachen, die wir essen, entsteht. Direkt nach dem Essen zu putzen kann dann nämlich den Zahnschmelz durch die

Kombination von Säure und mechanischem Bürsten demolieren. Nach dem Essen besser den Mund gründlich mit Wasser ausspülen. Das hilft dabei, Speisereste zu entfernen und den pH-Wert im Mund zu neutralisieren. Dann darf nach einer kurzen Wartezeit auch die Zahnbürste zum Einsatz kommen.

Vor dem Frühstück:
Ich frühstücke erst zwei Stunden nach dem Aufstehen und erlaube damit meinem Darm ein Warm-up. Mit ungeputzten Zähnen in den Tag zu starten wäre für mich aber vergleichbar mit einem Meeting im Schlafanzug. Deshalb ist ein Teil meiner Morgenroutine, Zunge und Zähne direkt nach dem Aufstehen zu putzen. Der Zellfriedhof auf meiner Zunge soll nicht wieder in meinem Magen landen. Wer auf Zucker und Säuren beim Frühstück verzichten kann, darf also auch vor dem Frühstück putzen.

Wodurch entstehen *gelbe Zähne*, und was kann ich dagegen tun?
Wenn du literweise Rotwein, Kaffee oder Tee trinkst und dazu noch qualmst wie ein Schornstein, ist es nicht verwunderlich, wenn deine Zähne irgendwann aussehen wie ein Esszimmer in Mahagoni. Die Farbstoffe bestimmter Lebensmittel setzen sich in den winzig kleinen Kanälchen des Zahnschmelzes fest und verpassen den Zähnen einen ungewollten Gelb- oder Graustich. Im besten Fall lässt du es gar nicht so weit kommen. Ist das Kind jedoch schon in den Brunnen gefallen, hilft eine professionelle Zahnreinigung mit anschließendem professionellem Bleaching.

Thema *Geschmacksknospen* – Was ist der Unterschied zwischen einem Sommelier und einem Weinliebhaber? Kann man Geschmack trainieren?
Neben meiner Vorliebe für Chips genieße ich in gesunden Abständen auch sehr gern ein gutes Glas Rotwein. Ich würde mich nicht als Kennerin bezeichnen, der Sangria aus dem Tetrapak hat sich in meiner Jugendzeit schließlich schon oft als durchaus effizient

erwiesen. Nichtsdestotrotz würde ich behaupten, einen Amarone della Valpolicella Classico neben Discountweinen am Geschmack zu erkennen. Was ist aber der Unterschied zwischen mir und einem Sommelier?

Ein Sommelier hat seine Sinne durch umfangreiches Verkosten und Studieren von Weinen aus verschiedenen Regionen, Traubenarten und Jahrgängen besser trainiert. Aber Vorsicht, das bedeutet nicht, dass literweise Sangria aus Eimern zu trinken jede und jeden Megaparkbesucher:in automatisch zum Weinkenner oder einer Weinkennerin macht.

Was ist *Holzkohleputzen*, und funktioniert das für meine Zähne? Wahrscheinlich meinst du Aktivkohle …

Holzkohle bitte für die Grillsaison bereithalten, aber nicht zum Zähneputzen verwenden. In China und in der ayurvedischen Therapie wird *Aktivkohle* schon seit vielen Jahren eingesetzt. Ihr werden entgiftende und Anti-Aging-Eigenschaften zugeschrieben. Das macht auf den Zähnen jetzt weniger Sinn, aber um Verfärbungen auf den Zähnen zu lösen, wenn wir wieder zu viel Kaffee, Tee oder Rotwein getrunken haben, ist es keine doofe Idee.

Um die Zähne aufzuhellen, kann man eine Paste aus Aktivkohlepulver und Wasser mixen, die man wie eine Gesichtsmaske aufträgt und dann einige Minuten später ausspült. Wichtig ist dabei, dass du die Paste nur einwirken lässt und nicht schrubbst, da grobe Aktivkohlepartikel den Zahnschmelz abreiben könnten. Deshalb besser fein verarbeitete Aktivkohle verwenden. Um auf Nummer sicher zu gehen, gibt es den Fingernageltest. Die Pampe einfach mal auf den Pfötchen auftragen und schauen, ob Schleifspuren entstehen. Da wir unsere Beißerchen möglichst lange behalten wollen, sollten wir jede Mikrometerschicht Zahnhartsubstanz schützen.

Es gibt auch Zahnpasten mit Aktivkohle auf dem Markt, die zwar teurer sind, aber oft hilfreiche Zusätze enthalten. Diese Zahnpasten entfernen Verfärbungen durch das Absorptionsvermögen und enthalten manchmal auch Enzyme zur Unterstützung der Speichelbildung und Hydroxylapatit zur Remineralisierung des Zahnschmelzes.

Stimmt es, dass *Ingwerlutschen* antibiotisch wirkt?
Ja, Ingwer enthält Verbindungen wie Gingerole und Shogaole, die antimikrobielle Eigenschaften aufweisen, und kann daher eine gewisse antibiotische Wirkung haben. Die dicke Backe wird damit jetzt (noch) nicht sicher behandelt werden können, aber verschiedene Studien haben gezeigt, dass Ingwerextrakte gegen verschiedene Bakterien- und Pilzstämme wirksam sein können.

Kann ich *Kaugummi kauen*, um meine Zahngesundheit zu verbessern?
Ja, weil dadurch der Speichelfluss angeregt wird. Unsere Spucke hat, wie du weißt, eine Menge toller Fähigkeiten, und deshalb gilt hier eigentlich immer: Mehr ist mehr. ☺

Als CMD-Patient:in darfst du aber ruhig etwas zurückhaltend sein, weil Kaugummis deine Muskulatur trainieren, die ja eh schon die ganze Zeit im Dauerstress ist. Bei den Inhaltsstoffen gern auf Bioqualität (plastik- und erdölfrei) und Zuckerfreiheit (besser Xylit) achten.

Beim Kauen *knackt* mein Kiefer immer so peinlich. Warum knackt es, und was kann ich dagegen tun?
Das Kapitel »CMD« lesen. Eine mögliche Ursache für das Knacken im Kiefergelenk ist das sogenannte Diskus-Verlagerungs-Syndrom. Dabei verschiebt sich die Bandscheibe aus ihrer normalen Position. Wenn sie beim Öffnen oder Schließen des Mundes über das Gelenk gleitet und aus dem Mörser heraus, kann es zu einem knackenden Geräusch kommen.

Andere mögliche Ursachen für das Knacken sind die Degeneration des Kiefergelenkknorpels oder das Ausleiern der Bänder.

Welche *Lebensmittel* sind gut für die Zähne?

Es gibt eine ganze Reihe von Lebensmitteln, die die Zähne gesund halten. Zum Beispiel sind Nüsse und Käse gute Quellen für Kalzium und Phosphor, die helfen können, den Zahnschmelz zu stärken und Karies zu verhindern. Karotten und Äpfel sind auch großartige Snacks, da sie beim Kauen dazu beitragen, Plaque von den Zähnen zu entfernen.

Machen *Lippenpflegestifte* süchtig?

Es gibt keine Beweise dafür, dass Lippenpflegestifte süchtig machen. Allerdings können manche Lippenpflegestifte Inhaltsstoffe wie Menthol oder Kampfer enthalten, die ein kühles oder prickelndes Gefühl auf den Lippen erzeugen. Dieses Gefühl kann angenehm sein und dazu führen, dass man den Stift öfter benutzt als notwendig. Aber keine Sorge, es ist nicht dasselbe wie die Sucht nach Schokolade oder Kaffee. Es sei denn, du fängst an, Lippenpflegestifte zu sammeln und in Gläsern auszustellen – dann wird es vielleicht Zeit, über eine Intervention nachzudenken.

Können *Medikamente* die Mundgesundheit beeinträchtigen?

Bestimmte Medikamente können die Mundgesundheit beeinträchtigen, indem sie zum Beispiel den Speichelfluss reduzieren oder die Mundschleimhaut reizen. Medikamente wie Antidepressiva, Antihistaminika, Blutdruckmedikamente und Schmerzmittel können bewirken, dass wir weniger Speichel im Mund produzieren. Dies kann zu Mundtrockenheit und einem erhöhten Risiko für Karies und Infektionen im Mund führen.

Andere Medikamente wie Chemotherapeutika und Bisphosphonate, die zum Beispiel bei Osteoporose eingesetzt werden, können zu Schleimhautentzündungen und sogar zu Knochenentzündungen im Kiefer führen. Wenn du Medikamente einnimmst, unbedingt deine Zahnärztin bzw. den Zahnarzt informieren, damit er oder sie die notwendigen Vorsichtsmaßnahmen treffen kann.

Wie beeinflusst der *Menstruationszyklus* die Mundgesundheit?
Unsere »Erdbeerwoche« kann verschiedene Auswirkungen auf unseren Mund haben, und damit meine ich nicht das eine oder andere Wort, das du unter anderen Umständen so vielleicht gar nicht gesagt hättest. Während des Menstruationszyklus unterliegen die Hormone in deinem Körper einer Reihe von Veränderungen. Der Östrogenspiegel steigt vor dem Eisprung an und sinkt dann ab, während der Progesteronspiegel in der zweiten Hälfte des Zyklus ansteigt. Diese Schwankungen können das Zahnfleisch zu kleinen Sensibelchen machen, denn zusätzlich läuft das Immunsystem in dieser Zeit bei manchen Frauen auf Sparflamme. Dadurch entstehen schneller Schwellungen, Rötungen, Schmerzen oder sogar Blutungen des Zahnfleischs. Viele Frauen berichten außerdem von einer menstruationsabhängigen Mundtrockenheit. Also ist hier Selfcare auch für den Mund eine super Idee.

Kommt durchs Zähneputzen *Mikroplastik* in meinen Körper?
Wenn du eine Plastikzahnbürste benutzt und bestimmte Zahnpasten aus dem Ausland – ja. In Deutschland sind fast alle Zahnpasten seit 2014 frei von Mikroplastik – eine Ausnahme bildet Beovita Parodont Zahnfleischpflege-Gel.

Was machen, wenn die zweiten Zähne an einer Stelle gar nicht angelegt sind? Wie lange halten meine *Milchzähne* durch?
Bei guter Pflege lebenslang.

Ich habe eine wunde Stelle im Mund – ist das *Mundfäule*, und was kann ich dagegen tun?
Zur Unterstützung der Heilung empfiehlt sich circa eine Woche eine Mundspüllösung mit dem Wirkstoff Chlorhexidin. Zusätzlich kann Kamille, Salbei und Ringelblume gegen die Schmerzen helfen. Sicherheitshalber bitte immer Rücksprache mit dem Zahnarzt bzw. der Zahnärztin halten.

Woher kommt *Mundgeruch*, und was kann ich dagegen tun?
Nach fünfeinhalb Jahren Studium fuhr ich mit stolzgeschwellter Brust und meiner Approbationsurkunde zu meinen Großeltern, um mir meine wohlverdiente Anerkennung abzuholen. Meine Eltern warteten bereits auf mich, und auch einige Bekannte der Familie wurden eingeladen.

Nachdem ich alle begrüßt hatte und beglückwünscht worden war, setzte mein Vater zu einer Rede an. Wahrscheinlich würde er mein Durchhaltevermögen und meinen Ehrgeiz loben, vielleicht betonen, dass ich es in der Regelstudienzeit geschafft hatte, oder ausführlich allen anderen mitteilen, wie stolz er auf mich ist, dachte ich. Er entschied sich jedoch für folgende Worte: »Nach einem halben Jahrzehnt Bücherwälzen kannst du uns nun hoffentlich erklären, warum Onkel Rainer aus dem Mund wie eine Kuh aus dem Arsch riecht.«

Gelächter brach aus, und auch ich konnte mir ein Schmunzeln nicht verkneifen. Recht hatte er, aber warum ist das so? Warum riechen manche Menschen aus dem Mund so, als wäre hier der Darmausgang?

Für die Antwort in diesem Fall musste ich nicht studieren, da selbst ein kleines Kind kombiniert hätte, das der tägliche Konsum von zwei Schachteln Zigaretten und mehreren Berliner Pilsener einen unangenehmen Mundgeruch auslöst. Um meinen Onkel aber nicht in die Pfanne zu hauen, erklärte ich, wie die Ansammlung von schädlichen Krankheitserregern im Mund im Lauf der Zeit zur Produktion und Freisetzung von übel riechenden Schwefelverbindungen führt. Der umgangssprachliche »Mundgully« wird korrekterweise Halitosis oder Foetor ex ore genannt. Da kam dann die Klugscheißerin wieder durch. Die Menge applaudierte.

Wie kommt es nun aber zur Ansammlung der Übeltäter im Mund? Menschen, die nie unter Mundgeruch leiden, haben schlichtweg mehr »gute« Bakterien in ihrem Mund als »schlechte«. Wenn jetzt ein schönes Stück Erdbeertorte in den Mund gelangt, bleiben winzig kleine Teile davon zwischen den Zähnen hängen. Die guten und schlechten Bakterien ernähren sich von genau diesen Speiseresten. Sind nun mehr »schlechte« Bakterien vorhanden, entstehen dabei die stinkigen Verbindungen und dünsten aus dem Mund wie faulige Eier.

Unsere Mundflora entwickelt sich vom Moment der Geburt an und kann durch Karies, Medikamente, Infektionen und sogar Stress beeinflusst werden.

Rund ein Viertel aller Menschen leidet unter krankhaftem Mundgeruch. Ursache dafür können auch Stoffwechselerkrankungen wie Diabetes, Tumore im Verdauungstrakt oder schwere Leberfunktionsstörungen sein. Gar nicht selten sind auch sogenannte Mandelsteine der Übeltäter. Das sind kleine (drei bis vier Millimeter) weiß-gelbliche Steinchen, die sich in den Furchen unserer Gaumenmandeln verstecken, bis man sie entweder selbst rausdrückt oder den Zahnarzt darum bittet. In den allermeisten Fällen können die Betroffenen also gar nichts dafür.

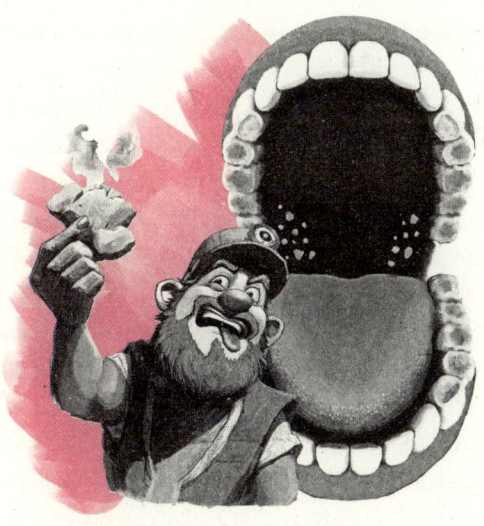

Ein trockener Mund, entzündetes Zahnfleisch oder ein faulender Zahn haben aber alle eins gemeinsam: Sie riechen für fast jeden Menschen wahnsinnig unangenehm. Für ein Drittel der Betroffenen ist das nicht schlimm, weil sie es selbst nicht mitbekommen. Schlimm ist es nur für die anderen.

Deshalb hier der ultimative Selbsttest: Rückseite eines Löffels kurz gegen die eigene Zunge drücken und dann den Speichel trocknen lassen. Wenn du jetzt an dem Löffel riechst, weißt du, ob dein Mund nach Knobi-Dauerabo riecht.

Mythos Mundgeruch

1. Wer zweimal täglich die Zähne schrubbt und Zahnseide verwendet, riecht immer wie eine frische Frühlingslilie aus der Provence. Leider nein, zwar werden die Symptome sicher besser, aber bei den oben genannten systemischen Ursachen hilft das leider wenig.
2. Antibiotika wie Smarties zu essen hilft, die schlechten Bakterien im Mund abzutöten. Das stimmt zwar, ist trotzdem auf keinen Fall eine gute Idee, da natürlich auch die guten Bakterien im gesamten Verdauungstrakt abgetötet werden.
3. Mundgully erbt man von den Eltern. Das ist kompletter Bullshit und konnte bisher von keiner klinischen Studie belegt werden.

Was macht man nun aber, wenn das Küssen zur Mutprobe für das Gegenüber wird? Ganz klar, es muss die Ursache gefunden werden. Dazu bucht man am besten einen Termin beim Zahni seines Vertrauens und achtet erst einmal darauf, genügend zu trinken – im besten Fall Wasser –, und gibt richtig Gas beim Zähneputzen. Konnten Allgemeinerkrankungen ausgeschlossen werden, sind die Zähne und die Zunge blitzblank und man findet keine zu behandelnde Ursache – muss man wohl oder übel lernen, damit zu leben?

Nein! Glücklicherweise gibt es schlaue Menschen, die herausgefunden haben, dass man durch die Unterstützung des Klubs guter Bakterien mit weiteren Teamkumpels – den sogenannten Probiotika – die Truppen der schlechten Bakterien langfristig verdrängen kann. In diesem Sinne: Nie ohne mein Team!

Sollte ich eine *Mundspülung* benutzen, und wenn ja welche?
Bitte nicht.

Die bekanntesten Mundspüllösungen bringen den pH-Wert im Mund durcheinander und können unser geliebtes Mikrobiom killen. Für einen Haufen fraglicher Inhaltsstoffe in chemischen Mundspüllösungen gibt es eine günstige und tolle Alternative: Ölziehen mit extra virgin Kokosöl. Darüber hinaus werden durch Mundspülungen nicht nur Zunge und Zähne braun, Geschmacksstörungen und mehr Zahnstein sind typische Nebenwirkungen. Bei Zahnfleischentzündungen oder nach einer Weisheitszahn-OP kann eine Chlorhexidin-Mundspüllösung aber eine smarte Idee sein.

Muss ich bei meinem dreijährigen Sohn noch *nachputzen*? Er hasst es …
Ja. Bitte nachputzen, bis die Kinder selbstständig schön schreiben können (dann sind die motorischen Gegebenheiten vorhanden), und auch dann am liebsten noch weiter. ☺

Sollte ich mir eine *Nanozahnbürste* kaufen?
Die Zahntechnologie schläft nie! Jetzt gibt es sogar Zahnbürsten, die dünnere Borsten haben als manche unserer Haare. Die Nanozahnbürste ermöglicht es uns, unsere Zähne bis in die kleinsten Zwischenräume zu reinigen und dabei selbst die hartnäckigsten Verunreinigungen zu entfernen. Aber Vorsicht: Wissenschaftlich konnte die bessere Wirksamkeit bisher nicht belegt werden. Deshalb rate ich von Nanozahnbürsten ab.

Was genau ist die *Rot-Weiß-Technik*?
Hier setzt man die Zahnbürste in einem 45-Grad-Winkel auf den
Übergang vom Zahnfleisch zum Zahn und bewegt den Bürstenkopf
mit einer wischenden Bewegung Richtung Mundhöhle. Das Ganze
wiederholt man an allen Zähnen. Wer jetzt noch die Innen- und
Kauflächen nicht zu putzen vergisst, darf sich Profiputzer nennen.

**Mein Partner sagt, ich *schnarche*. Was kann ich tun, um wieder
mehr Ruhe im Schlaf zu finden?**
Termin in einem Schlaflabor vereinbaren und das Kapitel »Träum
weiter, Baby« lesen.

Sehr heiß und sehr kalt – schädigt das die Zähne?
Bereits bei Temperaturen über 40 Grad Celsius kommen Proteine
so ins Schwitzen, dass sie Siesta machen. Über 45 Grad geben sie
dann ganz den Geist auf und gehen kaputt. Das ist der Overkill –
nicht nur für die Zähne, sondern schon davor, für alle umliegen-
den Gewebe. Das kennst du wahrscheinlich auch. Das heiße Stück
Pizza tut auch noch am nächsten Tag am Gaumen weh.

Also ja, wir sind kleine Sensibelchen, wenn es um Temperatur geht. Starke Schwankungen wie das kalte Eis direkt nach der
heißen Pizza können zu Rissen im Zahnschmelz führen. Das sogenannte Schleiftrauma entsteht immer dann, wenn der Zahn
beim Beschleifen zu heiß wird. Um den Zahnnerv nicht zu gril-
len, arbeiten Zahnärzt:innen deshalb beim Bohren mit Wasser-
kühlung.

Kann ich meine Zahnbürste in der *Spülmaschine* waschen?
Bitte nicht.

Bei der Handzahnbürste oder den Bürstenköpfen kann man
nach jeder Anwendung Grapefruitextrakt als natürliches Desinfektionsmittel verwenden. Nach einer Krankheit und spätestens
nach drei Monaten aber bitte die Bürstenköpfe bzw. die Handzahn-

bürste ganz austauschen. Der Zungenreiniger dagegen darf auch gern in die Spülmaschine.

Ist *Stevia* besser für meine Zähne als gewöhnlicher Zucker? Stimmt es, dass Xylit-Zucker sogar gut für die Zähne ist?
Stevia ist ein süßender Pflanzenextrakt und enthält keine Kalorien. So weit, so gut, wenn es um die Bikinifigur geht. Im Vergleich zu gewöhnlichem Zucker ist Stevia zudem zahnfreundlicher, weil es von den Bakterien im Mund nicht fermentiert wird und somit nicht zur Kariesbildung beiträgt.

Der absolute Gamechanger im Vergleich zum raffinierten Zucker ist aber Xylit.

Die Bakterien im Mund beißen sich nicht nur sprichwörtlich am Xylit die Zähne aus. Das bedeutet, dass es weniger Säurebildung und eine geringere Anhaftung von Karies verursachenden Bakterien an den Zähnen fördert. Darüber hinaus kann Xylit dazu beitragen, den pH-Wert im Mund zu neutralisieren und die Remineralisierung des Zahnschmelzes zu fördern. Die gesundheitlichen Vorteile gehen aber weit über den Mund hinaus. Xylit stimuliert effizient das Immunsystem, die Verdauung, den Lipid- und Knochenstoffwechsel, hilft bei der Kontrolle des Blutzuckerspiegels und reduziert Ohren- und Atemwegsinfektionen.

Wie wirkt sich *vegetarische oder vegane Ernährung* auf meine Zahngesundheit aus?
Bei einer vegetarischen oder veganen Ernährung sollte man – wie bei jeder anderen Ernährungsform auch – darauf achten, den Speiseplan so zu gestalten, dass der Mikro- und Makronährstoffbedarf gedeckt ist. Manchmal muss nachgeholfen werden mit Nahrungsergänzungsmitteln. Ein dauerhafter Mangel führt nicht nur zu Problemen im Mund, sondern im gesamten Körper. Ich bin selbst ein Veggy. ☺

Wie kann ich meine Zähne vor *Verfärbungen* schützen?

1. Alle sechs Monate zur professionellen Zahnreinigung
2. Täglich Ölziehen
3. Verzicht auf Rotwein, Kaffee, Zigaretten (wenn möglich)

Kann man den *Würgereflex* unterdrücken?
Ja, taucht man einen befeuchteten Finger in Salz und legt ihn anschließend auf die Zunge, wird der Geschmack von den Geschmacksknospen aufgenommen und löst eine Kettenreaktion aus, die kurzzeitig den Würgereflex unterdrückt. Durch tägliche Übungen mit dem eigenen Daumen kann man sich selbst auch schrittweise den Würgereflex »abtrainieren«.

Wie finde ich die richtige *Zahnbürste* für mich?
Die erste Entscheidung, die es zu treffen gilt, ist die zwischen Handzahnbürste und elektrischem Modell. Beides gibt es in vielen verschiedenen Varianten – von der klassischen Handzahnbürste bis hin zu elektrischen Rotations- oder Schallzahnbürsten. Jede Art hat ihre Vor- und Nachteile.

Die Handzahnbürste ist der Klassiker unter den Zahnbürsten und hat den Vorteil, dass sie günstig und überall erhältlich ist. Außerdem ist sie leicht zu transportieren und benötigt keine Batterien oder Strom. Nachteilig ist allerdings, dass man mit der Hand nicht so schnell rotieren kann wie mit einer elektrischen Zahnbürste. Auch ist es schwieriger, den richtigen Druck beim Putzen auszuüben.

Für kleinere Kinder oder Menschen, die mit der Feinmotorik Probleme haben, ist die Handzahnbürste dennoch häufig von Vorteil. Eltern oder Pflegepersonal tun sich in diesen Fällen aber mit der elektrischen Zahnbürste leichter beim Nachputzen.

Prinzipiell muss man sagen, dass man mit beidem zum Ziel gelangt, unter der Voraussetzung, man beherrscht wie beim Autofahren die richtige Technik. Die »motorisierte« Variante nimmt einem aber ehrlicherweise einen Großteil der Arbeit ab, denn je nach Modell muss der Bürstenkopf nur von Zahn zu Zahn geführt werden – fast schon wie Fahren mit Autopilot. Nachteil der hochmodernen elektrischen Zahnbürsten ist der Preis. Nicht nur in der Anschaffung, auch der regelmäßige Austausch der Bürstenköpfe schlägt ordentlich zu Buche.

Mein erster Ratschlag bei der Verwendung einer elektrischen Zahnbürste aber ist, die Zähne nicht zu putzen, bevor man den Mund nicht geöffnet hat. Denn egal wie schlau du bist – schaltest du die elektrische Zahnbürste zu früh ein, putzt du das Bad und nicht die Zähne.

Hier ein Guide für die Auswahl der richtigen Zahnbürste für dich:

- Es ist wichtig, auf die Härte der Borsten zu achten. Im Allgemeinen sind weichere Borsten besser für empfindliche Zähne und Zahnfleisch.
- Die Größe der Zahnbürste ist ebenfalls wichtig. Gerade Kinder kommen mit kleinen Bürstenköpfen viel besser zurecht. Wenn du dagegen eine große Klappe hast, benötigst du möglicherweise auch eine größere Bürste.
- Elektrische Zahnbürsten sind oft mit verschiedenen Reinigungsmodi und -funktionen ausgestattet. Es ist aber nicht notwendig, dass deine Zahnbürste so viele Einstellungen hat wie ein Raumschiff. Letztendlich ist es wichtig, dass du eine Zahnbürste wählst, mit der du dich wohlfühlst und die eine effektive Reinigung gewährleistet. Egal ob Hand- oder elektrische Zahnbürste – Hauptsache, die Zähne werden gründlich und regelmäßig geputzt.

Wie sollte ich meine *Zahnbürste reinigen*?
Eine saubere Zahnbürste ist entscheidend für eine effektive Mundhygiene und gesunde Zähne. Hier sind einige Tipps, wie du deine

Zahnbürste richtig reinigen kannst, zum Beispiel mit Grapefruit-extrakt.

- Spüle deine Zahnbürste nach jeder Benutzung gründlich unter fließendem Wasser aus, um Speisereste und Plaque zu entfernen.
- Tränke die Borsten deiner Zahnbürste für etwa fünf Minuten in einer Lösung aus warmem Wasser und ein paar Tropfen Grapefruitextrakt. Die antimikrobiellen Eigenschaften von Grapefruitextrakt helfen dabei, Bakterien auf der Zahnbürste abzutöten.
- Spüle die Zahnbürste erneut gründlich unter fließendem Wasser aus, um alle Spuren von Grapefruitextrakt zu entfernen.
- Schüttle die Zahnbürste leicht, um überschüssiges Wasser abzuschütteln, und stelle sie an einem trockenen Ort auf, damit sie vollständig trocknen kann.
- Wiederhole diesen Reinigungsvorgang mit Grapefruitextrakt (das ist wichtig, weil man die Zahnbürste jeden Tag reinigen soll) einmal pro Woche, um sicherzustellen, dass deine Zahnbürste sauber und hygienisch bleibt.

Zusätzlich zur Reinigung deiner Zahnbürste ist es auch wichtig, sie alle drei Monate auszutauschen – oder sobald die Borsten abgenutzt sind –, um dafür zu sorgen, dass sie ihre Reinigungsfunktion effektiv erfüllen kann. Mit diesen Tipps und der Verwendung von Grapefruitextrakt kannst du eine optimale Mundhygiene aufrechterhalten.

Wie oft sollte ich meine *Zahnbürste wechseln*?
Empfohlen wird, die Zahnbürstenköpfe alle drei bis vier Monate zu wechseln oder wenn die Borsten bereits ausgefranst und abgenutzt sind.

Wie kann ich *Zahnfleischbluten* vermeiden?

Lies das Brush-Lexikon und wende es an.

Der häufigste Grund für Zahnfleischbluten ist eine Gingivitis (Zahnfleischentzündung). Sollte das Bluten trotz perfekter Mundhygiene nicht besser werden, bitte einmal ein Date mit dem Zahni des Vertrauens vereinbaren.

Wie finde ich die richtige *Zahnpasta* für mich?

Ähnlich wie bei der Wahl des Partners oder der Partnerin ist auch die Entscheidung für die richtige Zahnpasta eine ganz persönliche Angelegenheit. Dank einer unglaublichen Vielfalt von Anbieter:innen können wir sogar mit Zahnpasten in Geschmacksrichtungen wie Erdbeer-Käsekuchen unsere Heißhungerattacken beim Zähneputzen befriedigen. Wer es lieber schlicht mag, bleibt einfach beim klassischen Minzgeschmack. Doch viel wichtiger als der Geschmack sind natürlich die Inhaltsstoffe.

Die Frage, ob Fluorid in der Zahnpasta enthalten sein soll oder nicht, bleibt jeder und jedem selbst überlassen. Aber eines ist klar: Titandioxid wollen wir alle definitiv nicht. Und von Bleachingzahnpasta lassen wir am besten sowieso die Finger.

Zur Unterstützung unserer Wahl kürt die Stiftung Warentest jedes Jahr eine Gewinnerin unter den Zahnpasten. Als selbst ernannte Ökotante bevorzuge ich persönlich fluoridfreie Zahnpulver oder Bio-Kokos-Zahnpasta. Mein Mann Martin hingegen benutzt wahllos alle Zahnpastaproben, die wir in der Praxis als Gratisgeschenk von den Hersteller:innen geliefert bekommen.

Wie bekomme ich meine *Zahnprothese* richtig sauber?

Wöchentliche Intensivreinigung, um Zahnstein abzubekommen: Einlegen über Nacht in ein warmes Essigbad (Wasser zu Speiseessig im Verhältnis 1:1) oder Blend-a-dent-Tabs für drei Minuten. Wichtig: Auch nach dem Einlegen angelöste Beläge gründlich mit der Prothesenbürste entfernen! Mit Wasser vor dem Einsetzen abspülen.

Was ist die richtige *Zahnputztechnik*?

Folgenden Worte nehmen mir meine Professoren in der Uni hoffentlich nicht übel, aber während des Studiums mussten wir sämtliche schnarchlangweiligen Zahnputztechniken nach ihren Erfindern auswendig lernen. Von nach Cocktail klingenden Namen wie Stillman über Fones bis zur Chartertechnik kann ich wahrscheinlich heute noch das Entstehungsjahr benennen, die Techniken selbst habe ich aber nie angewandt. Da ich eine elektrische Zahnbürste verwende, nutze ich die Rot-Weiß-Technik. Eine vierjährige Maus ist gut mit der Schrubbtechnik bedient.

Gibt es besseren und schlechteren *Zahnschmelz*, und kann man ihn erben?

Jein. Eigentlich nicht, aber Themen wie MIH (Kreidezähne)oder Schmelzstörungen sind uns trotzdem oft schon in die Wiege gelegt.

Zahnseide oder *Interdentalbürstchen* – was ist besser?

Bei der Entscheidung zwischen Zahnseide oder Interdentalbürstchen kommt es auf deine individuelle Zahnstellung an. Wenn du Platz zwischen den Zähnen hast wie ein Fahrrad in einer Lkw-Einfahrt, ist eine Interdentalbürste möglicherweise die bessere Wahl. Aber wenn deine Zähne so dicht beieinanderstehen wie ein junges Paar bei seinem ersten Date, ist Zahnseide wahrscheinlich die bessere Option. Übrigens: Nur 25 Prozent der Deutschen benutzen täglich Zahnseide.

Ist es sinnvoll, seine *Zunge zu reinigen*?

Putzt man die Zunge morgens vor dem Frühstück nicht, wird aus ihr ein Friedhof für abgestorbene Zellteile. Nahrungsreste bleiben dann besonders leicht hängen, was wiederum schnell zu Mundgeruch führen kann. Das morgendliche Zungeschaben ist eine Morgenroutine aus der Ayurvedalehre und hilft, den über Nacht angesammelten Müll von der Zunge zu entfernen. Im Idealfall benutzt du dafür einen geeigneten Zungenreiniger, ein großer Löffel tut es für den Anfang auch.

Warum heißt es *Zungenbrecher*?

Ein kompliziertes Wort oder einen verschraubelten Satz nennt man einen Zungenbrecher, und zwar deshalb, weil sich die Zunge beim Aussprechen so verbiegt, dass es sich so anfühlt, als würde die Zunge tatsächlich brechen. Keine Sorge, sie bricht nicht wirklich, es sei denn, du versuchst, 100 Zungenbrecher hintereinander auszusprechen, dann kann ich für nichts garantieren.

Sind *Zungenpiercing* und *Lippenpiercing* schädlich für die Gesundheit?

In den 90ern erlebte das Zungenpiercing einen riesigen Hype, und auch heute kämpft sich der Trend langsam wieder zurück – zum Unmut aller Zahnärzt:innen. Der Metallstecker in der Zunge kann nicht nur die Zähne schädigen, indem feine Risse entstehen. Denn knallt der Stecker oder die Kugel immer wieder gegen den Zahnschmelz, wird er zur Mini-Abrissbirne. Die Zähne können dadurch auch verschoben und plötzlich kälteempfindlich werden. Ein Piercing hat ein gewisses Gewicht und mithilfe der Zunge eine Kraft. Man könnte sagen, das Piercing ist wie eine Minizahnspange, die Zähne schief macht.

Das viel größere Übel passiert jedoch meist schon beim Einstechen. Nervenbahnen, die getroffen werden, heilen nicht mehr zusammen und können im schlimmsten Fall zu einer teilweisen Lähmung der Zunge führen. Blutungen und Schwellungen sind sogar typische Risiken.

Konnten diese Argumente dich noch nicht davon überzeugen, dir kein Zungenpiercing stechen zu lassen, folgender Tipp für die Auswahl des Piercingstudios. Entspricht die Hygiene vor Ort der von öffentlichen Toiletten auf einer Tankstelle, bleibt der Mund bitte zu. Infektionen, weil unsteril gearbeitet wurde, sind im

Mundbereich lästig und oft schmerzhaft. Gleiches gilt für das Lippenpiercing.

Und finally: Wie finde ich den richtigen *Zahnarzt* oder die richtige *Zahnärztin* für mich?

Woran erkennt man einen guten Zahnarzt? Vorweg die top gestylte Praxis, Hunderte Urkunden an der Wand und das Privatkino für Kinder im Wartezimmer sind kein Indiz dafür, ob der Zahni sein Handwerk wirklich beherrscht.

Es gibt auch Massenabfertigungsfabriken, die ich gerne »Schleiftempel« nenne. Dort werden täglich viele Patient:innen in kurzer Zeit behandelt, und die Qualität lässt zu wünschen übrig. Aber es gibt auch Praxen, die High-End-Qualität anbieten und sich viel Zeit nehmen. Klar, dafür muss man dann ordentlich in die Tasche greifen.

Dazwischen gibt es viele Zahnärzt:innen, die einen Mittelweg wählen. Wenn du dir unsicher bist, ob dein Zahnarzt wirklich ein Profi auf seinem Gebiet ist, dann habe ich ein paar Tipps für dich:

- Frag deine Freund:innen und Familie nach Empfehlungen. Erfahrungen aus erster Hand sind oft die Besten.
- Recherchiere online nach Bewertungen. Aber Achtung: Nicht alle Bewertungen sind vertrauenswürdig, und man sollte sich nicht ausschließlich darauf verlassen.
- Schau dir die Ausbildung und Spezialisierung der Zahnärztin oder des Zahnarztes an. Je mehr Erfahrung und Spezialisierung ein Zahnarzt hat, desto besser.
- Achte darauf, wie der Zahnarzt oder die Zahnärztin mit dir und den jeweiligen Mitarbeiter:innen umgeht. Gute Zahnärzt:innen hören zu, erklären die Behandlung und beantworten alle Fragen der Patient:innen. Gute Zahnärzt:innen behandeln aber auch ihr Team mit Respekt und Wertschätzung. Gute Zahnmedizin ist Teamwork.

- Schau dir die Praxis an. Eine saubere und ordentliche Praxis deutet auf einen gut organisierten Zahnarzt hin.

Wir Ärzt:innen und Zahnärzt:innen sind schon ein komisches Völkchen. Wir wollen immer alles richtig machen und perfekt sein, aber irgendwie klappt das nicht in jedem Fall. Manchmal machen auch wir Fehler. Aber wer ist denn schon perfekt? Selbst die beste Zahnärztin oder der beste Arzt kann mal einen schlechten Tag haben.

In den letzten Jahren ist es jedoch immer mehr zum Trend geworden, Ärzt:innen und Zahnärzt:innen wie Maschinen zu behandeln. Dabei vergessen viele Menschen, dass wir auch nur Menschen sind. Wir haben Familie, Freund:innen und manchmal sogar ein eigenes Leben neben unserem Beruf. Der Bürokratieaufwand und die ständigen Auseinandersetzungen mit Krankenkassen machen es uns oft schwer, motiviert zu bleiben.

Doch eines sollten unsere Patient:innen immer im Hinterkopf behalten: Wir sind Dienstleister:innen und freuen uns über ein nettes Wort genauso wie jede:r andere auch. Wir sind keine Götter in Weiß, sondern normale Menschen mit einer Berufung. Ich spreche für viele meiner Kolleg:innen, wenn ich sage, dass wir unsere Patient:innen ins Herz geschlossen haben. Wie könnte ich als Kinderzahnärztin auch anders bei den ganzen kleinen Prinzessinnen, Piraten und Spidermans?

Wie mein Ex-Mann immer sagte: »Jeder Arzt bekommt die Patienten, die er verdient.«

In diesem Sinne, wenn ihr das nächste Mal beim Arzt oder Zahnarzt seid, denkt daran: Hinter der weißen Kitteljacke steckt ein Mensch mit all seinen Schwächen und Stärken. Und wer weiß, vielleicht rettet dein Lachen seinen Tag. Also lasst uns alle ein bisschen mehr lachen und ein bisschen mehr Liebe in die Welt und ins Wartezimmer bringen.

Dank

Auch wenn mein Mann Zähne furchtbar langweilig findet, möchte ich ihm für seinen kreativen Input danken. Immer dann, wenn ich mich im Fachchinesisch verloren hätte, nahmst du das Risiko eines Ehekrachs in Kauf, um mir deine ehrliche Meinung zu sagen und dieses Buch ein Stück besser zu machen.

Keine Zeile wäre zustande gekommen ohne die Unterstützung meiner wunderbaren Dentiländer:innen und meiner zauberhaften Patient:innen, die den Anlass und Stoff für dieses Buch lieferten.

Ich danke dem Team des Piper Verlags für seine Unterstützung und das Vertrauen, vor allem Anja Hänsel und Anne Stadler, sowie meiner großartigen Agentin Michaela Röll für ihre geduldige und magische Unterstützung bei diesem Projekt. Danke auch an Margret Trebbe-Plath für ihr fabelhaftes Intensivlektorat in Rekordzeit.

Ebenfalls möchte ich allen guten Professor:innen, Lehrer:innen und Fortbildungsreferent:innen danken, die ihr Wissen mit mir teilten, und mich bei allen entschuldigen, die ich mit meiner klugscheißernden Art je genervt habe.

Dem Grafiker (David – sorry für meinen elendigen Perfektionismus), allen Korrekturleser:innen, Pressereferent:innen, Verlagsvertreter:innen, Buchhändler:innen, Lieferdiensten und jedem einzelnen Leser und jeder einzelnen Leserin: Vielen Dank!

Schlussendlich möchte ich dieses Buch aber meinem geliebten Vater widmen, der mich gelehrt hat, sich nie den Mund verbieten zu lassen, und mir schon als kleines Kind den Rückenwind gab, all meine Träume zu verfolgen. Ich liebe dich.

Wichtigste Quellen

Angegeben sind vor allem Nachweise zu Inhalten, die nicht in Standardlehrbüchern zu finden sind.

Abasova, I.; Rustamova, P.; Seidbekov, O.: Importance of the concept of inner organs-dental relations in dentistry, Georgian Med News. 2009 Dec;(177):19–23. 2017 Dec;67S:S3-S10. https://pubmed.ncbi.nlm.nih.gov/20090145/. Epub 2017 Sep 18.

Ahovuo-Saloranta, A. et al.: »Pit and fissure sealants for preventing dental decay in permanent teeth«, Cochrane Database Syst Rev. 2017 Jul 31;7(7):CD001830. https://pubmed.ncbi.nlm.nih.gov/28759120/.

Balejo, R. D. P. et al.: »Effects of chlorhexidine pre-procedural rinse on bacteria in periodontal patients: A randomized clinical trial«, J Appl Oral Sci 25, 586–595 (2017). https://pubmed.ncbi.nlm.nih.gov/29211279/.

Bostanci, N.; Belibasakis, G. N.: »Porphyromonas gingivalis an invasive and evasive opportunistic oral pathogen«, FEMS Microbiol Lett 333, 1–9 (2012).

Clark-Perry, D.; Levin, L.: »Systematic review and meta-analysis of randomized controlled studies comparing oscillating-rotating and other powered toothbrushes«, J Am Dent Assoc. 2020 Apr;151(4):265–275. e6. https://pubmed.ncbi.nlm.nih.gov/32111341/. Epub 2020 Feb 26.

Cross, M. P. et al.: »How and why could smiling influence physical health? A conceptual review«, Health Psychol Rev. 2022 Mar 23:1–23. https://pubmed.ncbi.nlm.nih.gov/35285408/. Epub ahead of print.

D'Acquisto, F.; Rattazzi, L.; Piras, G.: »Smile--It's in your blood!« Biochem Pharmacol. 2014 Oct 1;91(3):287–92. https://pubmed.ncbi.nlm.nih.gov/25107703/. Epub 2014 Aug 12.

Dominy, S. S. et al.: »Porphyromonas gingivalis in Alzheimer's disease brains: Evidence for disease causation and treatment with small-molecule inhibitors«, Science Advances 5, eaau3333 (2019).

Edalatpour, Arman: »Das große Gesundheitsbuch: Die ganze Welt der holistischen Gesundheit«, Mannheim.

Itzhaki, R.F.: »Corroboration of a major role for Herpes siplex virus Type 1 in Alzheimer's Disease«, Front Aging Neurosci 10, 324 (2018).

Kamer, A.R. et al.: »Inflammation and Alzheimer's disease: Possible role of periodontal diseases«, Alzheimers Dement 4, 242–250 (2008).

Marouf, N. et a.: »Association between periodontitis and severity of COVID-19 infection: A case-control study«, J Clin Periodontol. 2021 Apr;48(4):483-491. https://pubmed.ncbi.nlm.nih.gov/33527378/.Epub 2021 Feb 15.

Marsh, P.D.: »Dental plaque: biological significance of a biofilm and community life-style«, J Clin Periodontol. 2005;32 Suppl 6:7–15. https://pubmed.ncbi.nlm.nih.gov/16128825/.

Nischwitz, Dominik: »In aller Munde: Unsere Zähne und ihre Bedeutung für die Gesundheit des gesamten Körpers«, München 2019.

Prendergast, P.M.: »Anatomy of the Face and Neck«, in: Shiffman, M.A.; Di Giuseppe, A. (Hg.): *Cosmetic Surgery, Arts and Techniques*, Springer; 2013.

Rasera Zotelli, V.L. et al.: »Patterns of Energy Imbalance of the Meridians in Patients with Temporomandibular Dysfunction«, J Acupunct and Meridian Studies, 2018 Feb;11(1):1–6. https://pubmed.ncbi.nlm.nih.gov/29482796/. Epub 2017 Dec 2.

Ratto, A.C. et al.: »Dissemination of periodontal pathogens in the bloodstream after periodontal procedures: A systematic review«, PLoS One 9, e98271 (2014).

Ricketts, R.M.: »The biologic significance of the divine proportion and Fibonacci series«, Am J Orthod 1982; 81:351–70. https://pubmed.ncbi.nlm.nih.gov/6960724/.

Salone, L.R.; Vann, W.F. Jr.; Dee, D.L.: »Breastfeeding: an overview of oral and general health benefits«, J Am Dent Assoc. 2013 Feb;144(2):143–51. https://pubmed.ncbi.nlm.nih.gov/23372130/.

Singhrao, S.K. et al.: »Porphyromonas gingivalis periodontal infection and its putative links with Alzheimer's disease. Mediators of Inflammation«, Article ID 137357 (2015). https://pubmed.ncbi.nlm.nih.gov/26063967/.

Slavicek, Rudolf: »Das Kauorgan: Funktionen und Dysfunktionen«, hrsg.: Gamma Medizinisch-wissenschaftliche Fortbildung 2000.

Spork, Peter: »Gesundheit ist kein Zufall: Wie das Leben unsere Gene prägt – Die neusten Erkenntnisse der Epigenetik«, München 2019.

Steffen, R.; Krämer, N.; Bekes, K.: »The Würzburg MIH concept: the MIH treatment need index (MIH TNI): A new index to assess and plan treatment in patients with molar incisior hypomineralisation (MIH)«, Eur Arch Paediatr Dent. 2017 Oct;18(5):355–361. https://pubmed.ncbi.nlm.nih.gov/28913739/. Epub 2017 Sep 14.

Tham, R. et al.: »Breastfeeding and the risk of dental caries: a systematic review and meta-analysis«, Acta Paediatr. 2015 Dec;104(467):62–84. https://onlinelibrary.wiley.com/doi/full/10.1111/apa.13118.

Thomassen, T. M. J. A.; Van der Weijden, F. G. A.; Slot, D. E.: »The efficacy of powered toothbrushes: A systematic review and network meta-analysis«, Int J Dent Hyg. 2022 Feb;20(1):3–17. https://pubmed.ncbi.nlm.nih.gov/34877772/. Epub 2021 Dec 31.

Urbano, G. L. et al.: »The Link between Pediatric Obstructive Sleep Apnea (OSA) and Attention Deficit Hyperactivity Disorder (ADHD).« Children (Basel). 2021 Sep 19;8(9):824. https://pubmed.ncbi.nlm.nih.gov/34572256/.

Valaitis, R. et al.: »A systematic review of the relationship between breastfeeding and early childhood caries«, Can J Public Health. 2000 Nov-Dec;91(6):411–7. https://pubmed.ncbi.nlm.nih.gov/11200729/.

Van der Bilt, A. et al.: »Oral physiology and mastication«, Physiol Behav. 2006 Aug 30;89(1):22–7. https://pubmed.ncbi.nlm.nih.gov/16564557/. Epub 2006 Mar 29.

Van der Sluijs, E. et al.: »Dental plaque score reduction with an oscillating-rotating power toothbrush and a high-frequency sonic power toothbrush: a systematic review and meta-analysis of single-brushing exercises«, Int J Dent Hyg. 2021 Feb;19(1):78–92. https://pubmed.ncbi.nlm.nih.gov/32940391/. Epub 2020 Nov 26.

Vegter, F., Hage, J.: »Clinical anthropometry and canons of the face in historical perspective«, Plast Reconstr Surg 2000;106:1090–6. https://pubmed.ncbi.nlm.nih.gov/11039382/.

Wilke, J. et al.: »What Is Evidence-Based About Myofascial Chains: A Systematic Review«, Arch Phys Med Rehabil. 2016 Mar;97(3):454–61. https://pubmed.ncbi.nlm.nih.gov/26281953/. Epub 2015 Aug 14.

Yamamoto, T. et al.: »Association between self-reported dental health status and onset of dementia: A 4-year prospective cohort study of older Japanese adults from the Aichi Gerontological Evaluation Study (AGES) Project«, Psychosom Med 74, 241–248 (2012).

Yilmaz, O: »The chronicles of Porphyromonas gingivalis: the microbium, the human oral epithelium and their interplay«, Microbiology 154, 2897–2903 (2008).

Zenobia, C., Hajishengallis, G: »Porphyromonas gingivalis virulence factors involved in subversion of leukocytes and microbial dysbiosis«, Virulence 6, 236–243 (2015).

»Schwungvoll geschrieben und hochaktuell.«

The Boston Globe

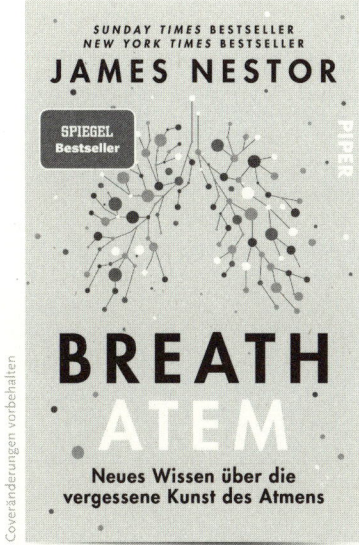

Coveränderungen vorbehalten

Hier reinlesen!

James Nestor
Breath – Atem

Neues Wissen über die
vergessene Kunst des Atmens

Aus dem Englischen von
Martin Bayer
Piper, 336 Seiten
ISBN 978-3-492-05851-3

Nichts ist wichtiger für unsere Gesundheit und unser Wohlbefinden als der Atem. Doch viele haben verlernt, wie man
richtig atmet. James Nestor nimmt uns mit auf eine faszinierende Abenteuerreise in alle Welt, um herauszufinden, wie
wir lernen, wieder richtig zu atmen und gesünder zu leben.
»Eine begeisternde wissenschaftliche, kulturelle und spiritu-
elle Geschichte darüber, wie wir atmen – und warum wir
schon so lange falsch atmen.« Elizabeth Gilbert, Bestseller-
autorin

PIPER

Leseproben, E-Books und mehr unter www.piper.de